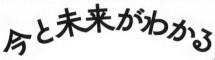

今と未来がわかる

ビジュアル
図鑑
Visual book

東京大学医科学研究所教授
中西真監修

慶應義塾大学
看護医療学部教授
新井康通監修

老化の科学

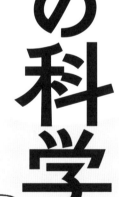

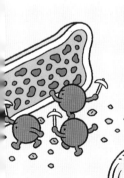

ナツメ社

はじめに

　「健康に長生きしたい」という願いを実現するために、老化学は近年、目覚ましく発展しています。たとえば、「老化細胞」「テロメア短縮」「脳の萎縮」「遺伝子変異」「老化細胞除去ワクチン」「センテナリアン」などについての研究成果が、医学界で発表されているのです。しかし残念ながら、私たちがそのような話題に接する機会はほとんどありません。そこで、老化に関する研究成果について、豊富なビジュアルを多用してわかりやすく解説した1冊をつくりたいと考えました。それが本書です。

　本書は、教養を身につけたい読者だけでなく、医療・介護分野で働く方たちや、ビジネスで老化の知識を必要とする方たちにも読んでいただける内容を目指しました。「超高齢化で社会はどう変わるのか」を考えるきっかけにしていただけるのではないかと思います。

　本書は8つのパートにわかれています。

　Introductionでは、さまざまな分野で「老い」をどのように定義しているのかを紹介するとともに、日本が抱える「超高齢化」の問題を概観し、老いと対峙する心構えを提示しています。

　PART 1 では、「老化」には「細胞老化」と「個体老化」があり、細胞老化の考え方が提唱されてから老化の研究が大きく前進したこと、そして身体の基本的な機能である代謝や免疫などの衰えについて解説しています。私たちが「年をとったな」と感じるとき、それはおもに個体老化のほうを実感しています。しかし、とくに加齢性疾患やがんに関しては、その背景に細胞老化の影響があることがわかってきています。

　PART2とPART3では、身体機能や器官ごとに、加齢にともなう機能が低下する原因やメカニズム、結果的に発生する障害や病気について解説しています。私たちの身体では、

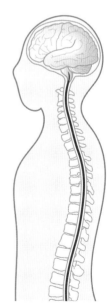

頭のてっぺんからつま先まで、加齢によって衰えないところはないのです。

PART4では、高齢者に多い病気のなかで、みなさんがとくに耳にする機会の多い病気を取り上げています。

PART5では、とりわけ細胞老化とかかわりが深い、「がん」を取り上げています。がんは、「がん遺伝子」に変異した遺伝子をもつ「がん細胞」が異常に増殖していくことで発症します。一方、遺伝子には「がん抑制遺伝子」というものもあり、がん細胞の増殖を抑制する働きがあることも説明しています。

PART6では、老化にまつわる研究成果をまとめて紹介しています。研究では、ゾウやゾウガメ、ハダカデバネズミといった長寿の動物や、反対に成長が早く寿命が短いメダカのなかまを活用しています。また、細胞老化のしくみを利用した「老化細胞除去ワクチン」は、今後さらに研究が重ねられ、投薬が一般的になる時代の到来が期待されます。

PART7では、「健康長寿」になるためのいくつかの方法を紹介しています。日本は超高齢社会に突入しており、100歳以上のセンテナリアン（百寿者）も多い国です。幸せな超高齢社会を迎えるためには、私たちひとりひとりが食事などの生活習慣を見直し、適度に運動をし、積極的に社会参加するといった努力が必要です。また、政府もさまざまなガイドラインを用意し、その支援をしています。

QOL（Quality of life＝生活の質）は、現在ではビジネスの分野でも使われることも多い用語ですが、本来は医療・介護分野の用語です。病気やけがなどで日常生活に制約を受ける患者さんが、「いかに満足して生活を送れるか」を問う概念として生まれました。QOLを保ちながら長生きするためにはどんなことが必要なのか。本書を読んで老化に関する知識を身につけ、そのヒントを得ていただければ幸いです。

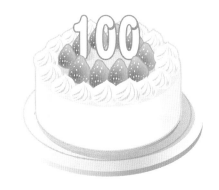

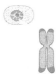

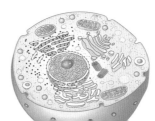

PART 4　老化にともなう病気　101

PART 5 老化とがん 143

PART 6 老化研究の最前線 163

PART 7　　# 老いを防ぐには？

Introduction

老化とは何か?

「老い」の定義
生理機能が衰えること

「老い」「老化」にはさまざまな定義がある。本書では、医学的な定義を根拠に解説をしていく。「加齢」と「老化」の違いも理解しておこう。

**分野によって
定義が異なる「老い」**

私たちがすべての人に訪れるものとして当然のように受け入れている「老い」。そもそも、「老い」とはなんなのでしょうか。「老い」の定義は、アプローチのしかたによって異なります。まずは、それぞれの分野での「老い」の定義をみていきましょう。

広辞苑では、「老いること。年をとること」としています。年齢を重ねること（**加齢**）を老いとする、シンプルな解釈です。ブリタニカ国際大百科事典では、「身体的に老化することはもちろんのこと、職場や家庭などでの社会的変化・退行を伴うとされる現象」としており、一歩踏み込んで、私たちを取り巻く環境の変化についても言及しています。

「老い」の定義

広辞苑
老いること。年をとること。

ブリタニカ国際大百科事典
身体的に老化することはもちろんのこと、職場や家庭などでの社会的変化・退行を伴うとされる現象。

心理学（主観的老い）
高齢者が自分自身の老いをどのように捉えているのか、ということ。

長寿科学振興財団
一般的に、成熟期以降に起こる生理機能の衰退を意味し、遺伝的な要因や外界からのストレスに対し、適応力が低下することで起こる変化。

　心理学の分野には、**主観的老い**という考え方があります。つまり、「高齢者が自分自身の老いをどのように捉えているのか」ということです。この考え方でいくと、「実際の年齢よりも自分は若いと感じる／老けていると感じる」といったように、実年齢との差異が生じます。

成熟期以降に起こる
生理機能の衰退が「老い」

　それでは、医学的な「老い」の定義はどうでしょうか。長寿科学振興財団の「健康長寿ネット」によると、「一般的に、成熟期以降に起こる生理機能の衰退を意味し、遺伝的な要因や外界からのストレスに対し、適応力が低下することで起こる変化」としています。

　なお、医学的には「加齢」と「老い」は別物です。加齢は、誕生からどれだけの時間が経ったかを示すものです。一方、老化は加齢にともなって起こる生理機能の衰退や適応力の低下です。加齢は平等ですが、老化には個人差があるということを覚えておきましょう。

　ちなみに、生物学の分野には、「人間以外の動物は老いないうちに死ぬ」「老化する動物は人間だけ」という説を唱えている研究者もいます。

　このように、「老い」の定義はさまざまです。そこで本書では、あくまでも医学的な定義にもとづいて「老い」「老化」をとらえ、老化のメカニズムや各器官、機能の衰えとその原因ついて、また各臓器や老化研究の最新トピックを紹介していきます。

「老い」の兆候

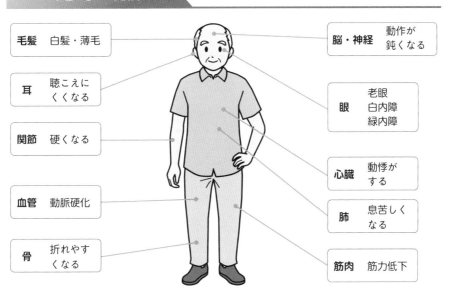

毛髪　白髪・薄毛

耳　聴こえにくくなる

関節　硬くなる

血管　動脈硬化

骨　折れやすくなる

脳・神経　動作が鈍くなる

眼　老眼 白内障 緑内障

心臓　動悸がする

肺　息苦しくなる

筋肉　筋力低下

「高齢者」と「超高齢社会」
65歳以上の高齢者が増加中

高齢者の分類のしかたはいくつかあるが、65歳以上が高齢者に相当するとみてよいだろう。65歳以上が総人口に占める割合が増加し、超高齢社会になっている。

おおむね65歳以上を
便宜上「高齢者」とみなす

「加齢」が平等である一方、「老い」には個人差があります。しかし、一般的に「老い」を考えるときに基準になるのは、**「高齢者」**という区分です。じつは、何歳以上を高齢者と呼ぶかも、立場によって少しずつ変わってきます。

医学には**老年医学**という研究分野があります。老年医学とは、高齢者の疾患や障害の予防・治療を専門にした分野です。2017年1月、日本老年学会・日本老年医学会は、高齢者の定義と区分を「65〜74歳を准高齢者、75〜89歳を高齢者、90歳以上を超高齢者」とすることを提言ました。

一方、行政上は「高齢者の医療の確保に関する法律」によって、65〜74歳までを前期高齢者、75歳以上を後期高齢者と定義しています。なお、世界保健機関（WHO）では65歳以上を高齢者としています。いずれの定義でも65歳以上をおおむね高齢者の範囲に含めていることから、本書で65歳以上を想定して「高齢者」と表現しています。

超高齢社会では
「健康で長生き」が課題

日本老年学会・日本老年医学会が65〜74歳を准高齢者（高齢者に次ぐ）と定義づけすることを提言したのは、この世代の体力的な「若返り」と、65歳以上の人口が増加し続けている日本の実情を反映したからです。

実際に日本は、65歳以上の人口が総人口の21％を占める**超高齢社会**に突入しています。さらに、内閣府「令和5年版高齢社会白書」によると、2050年には約36％が高齢者になると予測されています。また、100歳以上の**センテナリアン（百寿者）**も増加しています。

このように高齢化が急激に進むなか、「いかに健康に長生きできるか」が今後ますます重要な課題になっています。なぜなら、病気や障害を抱えた高齢者が増えるほど、従来の医療制度、老人保険制度では対応しきれない問題が生じてくるからです。そのような問題を軽減するためにも、老化に関して正しく理解し、老化にともなう病気や障害を予防する努力が必要になるのです。

「老い」と「高齢者」

■ 高齢者の定義

<table>
<tr><td>日本老年学会・日本老年医学会</td><td>高齢者の医療の確保に関する法律</td></tr>
<tr><td>65〜74歳　准高齢者
75〜89歳　高齢者
90歳以上　超高齢者</td><td>65〜74歳　前期高齢者
75歳以上　後期高齢者</td></tr>
</table>

そのほか、「改正道路交通法」では70歳以上を「高齢者」としている。

高齢社会の呼び方

65歳以上の人口が7%を超える　　高齢化社会
65歳以上の人口が14%を超える　高齢社会
65歳以上の人口が21%を超える　超高齢社会

■ 高齢化の推移

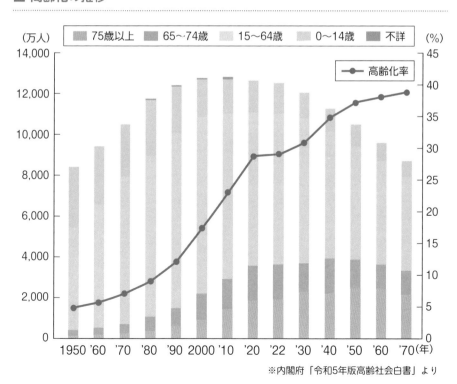

（万人）　■ 75歳以上　■ 65〜74歳　■ 15〜64歳　■ 0〜14歳　■ 不詳　（%）

高齢化率

※内閣府「令和5年版高齢社会白書」より

13

老化の理解と予防
長生きするためにできること

古今東西の人々が望む長寿。研究は日進月歩だが、老化を完全に食い止める手段はまだない。いまできることは、老化のしくみを知って、予防に努めることだ。

不老の願いは古来全人類共有のもの

私たちは誰もが、「老いたくない」と思っているのではないでしょうか。これはいたって自然な願望で、古今東西共通の思いでもあります。古代の王や皇帝のなかには不老不死の秘薬を求めた者もいましたし、日本最古の物語『竹取物語』では、かぐや姫が求婚者のひとりに不老不死の薬になる「蓬莱の玉の枝」を探すように命じています。また、沖縄にはジュゴンの肉を食べると若返る、という伝説がありました。

遠い昔だけの話ではありません。「抗老化」を意味する**アンチエイジング**ということばはすっかり定着し、食生活や運動、美容にいたるまで、幅広い分野のノウハウがあふれています。それだけ、老いを克服したいという気持ちが強いということでしょう。

では、若返ったり、老化を食い止めたりすることはできるのでしょうか。残念ながら、現時点では根本的には難しいといわざるをえません。なぜなら、ひとつには、老化のメカニズムが完全には明らかになっていないからです。また、ヒトの身体内は複雑にできており、どれかひとつの組織、臓器、器官の機能が個別に衰えるわけではなく、お互いに影響し合いながら衰退しているからでもあります。

私たちができるのは老化を知ることと予防

私たちにできることは、加齢にともなって私たちの身体がどうなるのかを正しく理解し、その上で予防策を講じることで、老化の進行を遅らせることです。予防策には、食習慣・運動習慣の改善やストレスの軽減など、私たちの能動的な努力が欠かせません。

一方、研究者による老化のメカニズムの研究や、老化にともなう病気の治療薬の開発も日々、進められています。また、ハーバード大学の生物学者デビッド・A・シンクレア博士のように、老化そのものを病気とみなして「治療できる」と考える研究者も出てきています。

近い将来、私たちの日々の努力と専門家の研究成果が相まって、老化の進行を遅らせられる時代が訪れるかもしれません。

3つの予防

予防には次の3つに分類される。生活習慣の改善は「一次予防」にあたる。

一次予防

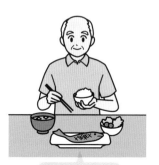

病気にならない

疾病そのものの予防

生活習慣や生活環境の改善、健康教育の実施などにより健康増進を図り、予防接種による疾病の発生予防、事故防止による傷害の発生を予防すること

二次予防

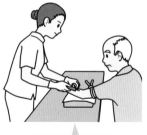

病気を見つける

疾病の早期発見・早期治療と合併症対策

発生した疾病や障害を早期に発見し、早期に適切な治療を行い、疾病の重症化や合併症の発生を予防すること。

三次予防

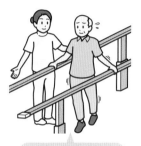

病気からの社会復帰

機能低下・再発の防止

QOL（生活の質）にも配慮し、保健指導やリハビリテーションなどにより心身の機能回復を図り、再発を予防すること。

※関西電力グループ「関西メディカルネット」より

高齢化する世界

高齢者人口の割合は日本が2位
韓国やシンガポールは急速に高齢化

　日本以外の国で、65歳以上の高齢者の人口の割合はどのようになっているのでしょうか。世界銀行の統計によると、2022年の上位10ヶ国は以下のようになっていて、日本は第2位です。10位以降を見てみると、フランス11位（21.66％）、アメリカ44位（17.13％）、中国67位（13.72％）などが挙げられます。

　なお内閣府によると、現時点では高齢者の割合がそれほど多くない韓国（42位、17.49％）、シンガポール（60位、15.12％）などは、今後、日本を上回るスピードで高齢化が進むことが見込まれています。老化研究は、世界的にもますます重要な研究分野になっていくでしょう。

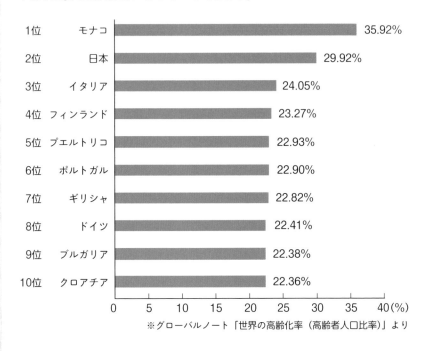

順位	国	割合
1位	モナコ	35.92%
2位	日本	29.92%
3位	イタリア	24.05%
4位	フィンランド	23.27%
5位	プエルトリコ	22.93%
6位	ポルトガル	22.90%
7位	ギリシャ	22.82%
8位	ドイツ	22.41%
9位	ブルガリア	22.38%
10位	クロアチア	22.36%

※グローバルノート「世界の高齢化率（高齢者人口比率）」より

PART 1

老化の基本

老化研究のあゆみ
「細胞老化」の概念で研究が前進

老化は、「体力が落ちた」「胃が弱った」という「個体老化」と、「細胞老化」にわけられる。「細胞老化」は1960代になってから明らかになった考え方だ。

細胞老化の概念が生まれ
老化研究が前進した

人間はこれまで、科学や医学をたゆまず進歩させてきました。そのなかで、人間の生理現象の多くは、解明されつつあります。ところが、生物が老いてやがて死を迎えることは、長い間、当たり前のこととしてとらえられてきたため、老化を科学的・医学的な観点で研究することは、近年まであまりなされていませんでした。

ヒトの老化に関しての研究が本格的にはじまったのは、ようやく19世紀後半になってからです。とくに20世紀後半に入ってから、生化学（生体の機能と構造を分子レベルで研究する分野）や遺伝学をはじめとした分野が学術的に発展し、現在ではさまざまな謎が解明されてきています。

研究のあゆみのなかで、老化の原因をめぐるさまざまな説が提唱されてきました。たとえば比較的古い学説として、1950年代に提唱されたフリーラジカル説があります。これは、身体で発生したフリーラジカルという物質が化学反応を引き起こし、障害を引き起こすという説です。ほかにも、これまでに免疫異常説、ミトコンドリア異常説などが唱えられてきたのです。

老化はプログラムされたものか？
外部からの刺激による結果か？

また、老化に関わる遺伝学的な考え方として、プログラム説とエラー説という、2つの学説もありました。

プログラム説とは、遺伝子にあらかじめ生まれてから死ぬまでの老化プログラムが含まれているという考え方です。

一方の**エラー説**は、突然変異的なものや外部からの刺激によってDNAやタンパク質などが損傷し（エラー）、その積み重ねによって老化が進むという考え方です。

このあとで解説する細胞の老化のしくみを見てみると、細胞老化はあらかじめプログラムされた機能のように思えるかもしれません。しかし細胞老化に至るまでには、DNAの損傷などのエラーも影響していると考えられます。そのため実際には、プログラム説とエラー説が複雑に組み合わさっていると考えるのが適切といえるのかもしれません。

● **1961年** | 「細胞老化」の提唱 (→P20)

アメリカの生物学者ヘイフリック (1928年〜) によって細胞分裂に限界があること (ヘイフリック限界) が証明される。ここで、細胞老化の概念が提唱される。

● **1987年** | テロメラーゼの発見 (→P29)

アメリカの分子生物学者グライダー (1961年〜) とアメリカの生物学者ブラックバーン (1948年〜) らがテロメアを伸長させる酵素テロメラーゼを発見する。

2020年 | サーチュイン遺伝子の機能の発見

酵母のサーチュイン遺伝子 (長寿遺伝子) のひとつであるSir2のある機能を強めると、酵母の寿命が延び、欠損すると短くなることを突き止めた。

● **2006年** | 山中因子の発見 (→P172)

日本の医学者、山中伸弥 (1962年〜) が、分化が進んだ遺伝子を初期化する山中因子を発見。山中因子を発現したiPS細胞の活用により、再生医療が前進した。

● **2008年** | SASPの命名 (→P37)

加齢とともに蓄積した老化細胞で炎症性サイトカインなどの炎症性タンパク質が分泌される現象が、SASP (細胞老化関連分泌現象) と名づけられた。

● **2021年** | 老化細胞除去ワクチンの開発 (→P180)

順天堂大学の研究グループが、老化細胞除去ワクチンの開発に成功する。老化細胞を除去することを意味するセノリシスを目指した薬の開発が進む。

● **2021年** | GLS-1阻害薬の開発 (→P170)

GLS-1酵素を研究していた東京大学医科学研究所の研究チームが、老化細胞除去薬としてGLS-1阻害薬を開発する。マウスによる実験で効果が認められた。

加齢現象とイコールの「個体老化」と細胞が老化する「細胞老化」

ここで「老化」について改めて確認しておきましょう。体力が落ちたり、病気になりやすくなったり、しわができたりといった、私たちが加齢による現象として一般的にとらえている老化現象のことを**個体老化**といいます。本書でとくに断りがない場合は、老化＝個体老化を意味しています。一方、生化学では、私たちの身体を形づくる正常細胞の老化（**細胞老化**）に着目して研究してきました。

たとえば1960年代、細胞分裂の回数に限界がある（→P24）ことがわかりました。この限界のことを発見者の名をとって**ヘイフリック限界**といいます。このとき、限界に達した細胞を老化細胞とする概念が生まれています。その後、1980年代に**テロメア短縮**（→P28）と細胞老化の関係が提唱されました。2000年代になると、さらに老化細胞が**細胞老化分泌関連現象**（SASP）を誘発し、それによる慢性炎症が加齢性疾患の引き金になっていることもわかってきました（→P37）。

新発見が続く細胞老化の研究は、老化のメカニズムを理解するカギを握る分野といえるでしょう。

老化の過去の学説

プログラム説

生まれてから死ぬまでの老化プログラムが、遺伝子にあらかじめ組み込まれているという説。

エラー説

突然変異や外部からの刺激によって遺伝子が損傷する。その損傷が修復されないまま遺伝子が受け継がれることで老化が進むという説。

フリーラジカル説

身体内で発生するフリーラジカルという分子、もしくは原子が細胞の機能を低下させ、老化を引き起こすという説。

免疫異常説

異物から身体を守る働きを免疫機能という。加齢でその機能が低下し、自分の身体を攻撃するようになるという説。

2つの「老化」

■ 個体老化

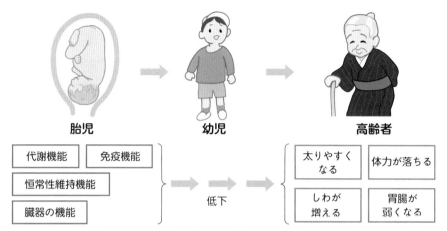

代謝機能	免疫機能
恒常性維持機能	
臓器の機能	

低下

太りやすく なる	体力が落ちる
しわが 増える	胃腸が 弱くなる

ヒトの機能は、成長するにつれて高まり、ある時点でピークを迎え、その後少しずつ機能が低下していく。その結果、私たちが通常「老化」と考えているさまざまな症状があらわれる。この現象を「個体老化」という。

■ 細胞老化

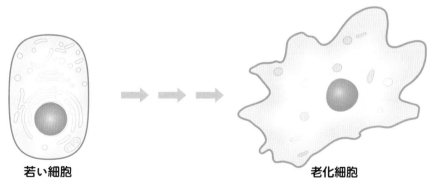

それまで分裂を繰り返してきた身体内の細胞は、ある時点で、
それ以上分裂ができなくなる。この現象を「細胞老化」という。

細胞のしくみ
細胞分裂が老化のカギを握る

細胞が分裂を停止してしまうのが「細胞老化」。ここでは、その細胞がどのような構造をしているのか、また、細胞はどういった周期で分裂するのかを解説する。

ヒトは約37兆個の
細胞でできている

老化のカギを握る細胞老化を正しく理解するために、まずは細胞や遺伝子のしくみ（構造）と働き（機能）を確認しましょう。

ヒトをはじめとしたすべての生物は細胞でできています。細胞は、生物の基本的な構造と機能の最小単位です。そして細胞は、自分で栄養を取り入れたり、エネルギーをつくったり、分裂したり、死んだりすることができるのです。細胞の種類や数は生物によって異なりますが、ヒトでは約270種類、約37兆個と推定されています。

肉眼では見ることができないほど小さなヒトの細胞ですが、同じ種類の細胞が集まると組織になります。さらに、いくつかの組織が集まると私たちもよく知る心臓や肺などの器官となり、さまざまな機能をもつ器官が集まることで器官系を構成するのです。

細胞は生物の最小単位
ひとつひとつは小さな部屋状の構造

細胞は生物の最小単位と説明しました

が、細胞の内部は多くの構造物で満たされ、ひとつひとつが生命活動を営んでいます。細胞の構造は小さな部屋状で、大きくわけると細胞膜に囲まれた細胞質と核で構成されています。

細胞と外界間の物質の出入りは、細胞膜を通して行われます。細胞膜は細胞の内と外を隔て、半透膜に近い性質をもっています。半透膜とは、水や小さな物質は通しても大きな物質は通さないという特徴をもった膜のことです。

核は、核膜に包まれた球状の構造で、通常ひとつの細胞にはひとつの核が存在します。核は核膜と染色体、核小体などで構成されます。染色体は、タンパク質のほか、生物の特徴を決めたり細胞の活動を支えたりするために必要な設計図や計画書のような働きをする物質（遺伝物質）で構成されます。この遺伝物質を構成する物質をDNA（デオキシリボ核酸）といいます（→P26）。なお、染色体はつねに見えるわけではなく、細胞分裂のときにだけあらわれます。

細胞質は、細胞膜内にある核以外のすべての部分を指します。おもに細胞質基

細胞の構造

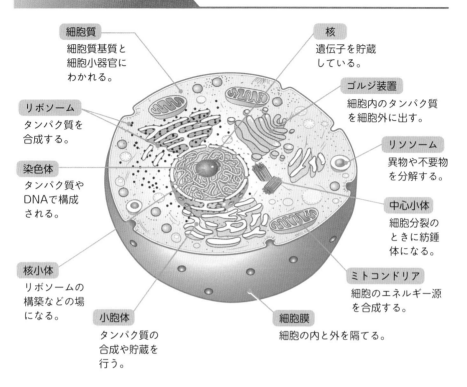

細胞質
細胞質基質と
細胞小器官に
わかれる。

核
遺伝子を貯蔵
している。

ゴルジ装置
細胞内のタンパク質
を細胞外に出す。

リボソーム
タンパク質を
合成する。

リソソーム
異物や不要物
を分解する。

染色体
タンパク質や
DNAで構成
される。

中心小体
細胞分裂の
ときに紡錘
体になる。

核小体
リボソームの
構築などの場
になる。

ミトコンドリア
細胞のエネルギー源
を合成する。

小胞体
タンパク質の
合成や貯蔵を
行う。

細胞膜
細胞の内と外を隔てる。

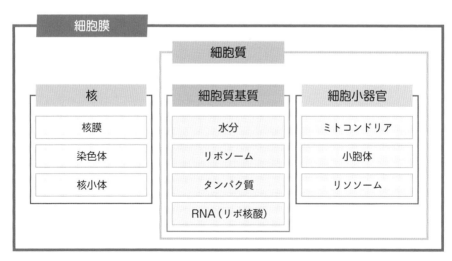

細胞膜		
核	細胞質	
	細胞質基質	細胞小器官
核膜	水分	ミトコンドリア
染色体	リボソーム	小胞体
核小体	タンパク質	リソソーム
	RNA（リボ核酸）	

質と**細胞小器官**で構成されています。

ヒトの細胞小器官には、**ミトコンドリア**、**小胞体**、**リソーム**などがあり、それぞれ異なる役割を備えています。たとえば、ミトコンドリアは細胞が活動するためのエネルギー源であるATP（アデノシン3リン酸）合成の場、小胞体はタンパク質の合成や貯蔵を行う場、リソームは異物や不要物の分解の場として、それぞれ役割をもって働いています。

一方、細胞質基質は細胞内の物質の移動や**代謝**（→P32）の場となっています。成分の大部分は水ですが、ほかにタンパク質合成装置である**リボソーム**、リボソームがつくり出したたくさんのタンパク質、そしてタンパク質の設計図を届ける**RNA**（**リボ核酸**）などで構成されます。

細胞は分裂するときに DNAを複製する

ヒトは、受精卵というたったひとつの細胞から始まります。そして、分裂をくり返すことで身体がつくられていきます。この細胞の分裂のことを**細胞分裂**といいます。細胞分裂ではDNAも複製され、それぞれの細胞に分配されるため、「基本的にすべての細胞は受精卵と同じ遺伝情報をもっている」と考えられています。ただし、遺伝情報は**変異**することもあります。詳しくは次節で解説します（→P26）。

なお、細胞分裂の過程には段階があり、分裂を終えた細胞が次に細胞分裂するまでの1周期を**細胞周期**といいます。

細胞周期は、大きく**M期**と**間期**の2期にわけられます。簡単に説明すると、M期は核と細胞質の分裂が起こる分裂期、間期はDNAの複製と細胞分裂を行う準備のための時期にあたります。

さらに、間期は3つの時期にわけられ、順にDNAを合成する準備の時期である**G1期**、DNAの複製が行われる合成期である**S期**、細胞分裂のための準備期である**G2期**と進みます。なおGは、「すき間」や「途切れ」をあらわす「Gap（ギャップ）」、Sは、合成をあらわす「Synthesis（シンセシス）」の頭文字です。

細胞がこのような「分裂」という営みを停止してしまうことが、細胞老化なのです。

COLUMN

細胞分裂の発見

細胞が分裂することを最初に発見したのはスイスの植物学者カール・ネーゲリ（1817〜1891年）で、1842年のことです。その後、ドイツの細胞学者ヴァルター・フレミング（1843〜1905年）が1879年、染色したサンショウウオの胚の細胞を観察し、分裂の様子をはじめて詳細に記録しました。細胞遺伝学の幕開けです。フレミングの研究成果は、生物学や医学の進歩に大きな影響を与えました。

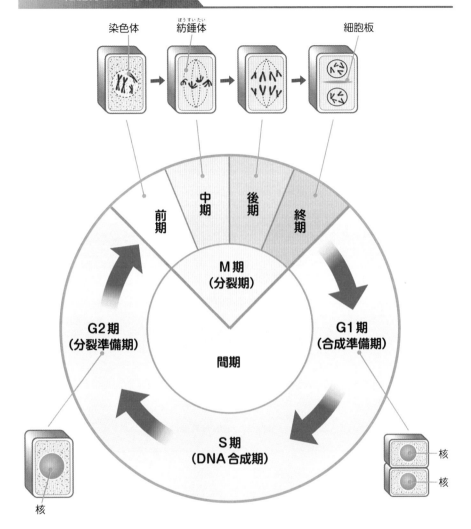

M期　　前期に凝集した染色体があらわれて核膜が消える。中期には染色体が並び、紡錘体が形成される。後期には染色体が両極に移動して、終期に染色体がもとの状態に戻る。

G1期　　DNAの合成に必要なさまざまな酵素がつくられる。この期間の最後に、DNAの損傷の有無を確認する。

S期　　DNAが複製されるため、細胞内のDNAの量が2倍になる。DNAの損傷が起こりやすく、その修復がうまくいかない場合は、細胞周期が停止される。

G2期　　細胞分裂に必要なタンパク質がたくさん合成され、細胞の体積が2倍になる。ここで、細胞分裂をしてよいかどうかが判断される。

遺伝子のしくみ
DNAが細胞老化に関係する

DNAが何らかの理由で損傷することも、分裂の周期が停止する原因になると考えられている。ここでは、そもそも遺伝子やDNAとは何かを解説する。

遺伝子の役割は
タンパク質の設計図

ヒトの体内では、約10万種類のタンパク質が働いているといわれています。筋肉や臓器、皮膚、髪の毛の細胞もタンパク質で構成されているのです。

遺伝子とは、**DNA**（デオキシリボ核酸）のところどころに存在し、タンパク質をつくる情報をもつ領域のことです。遺伝子はいわば「タンパク質の設計図」の役割を担っているといえます。

DNAは、細胞が分裂するときとそれ以外のときで、形がまったく異なります。分裂前は、ほどけた鎖（ひも）状の形ですが、分裂をはじめると凝縮され、何本もの棒状の物体へ形を変えるのです。この棒状の物体を**染色体**といいます。ヒトの場合、ひとつの細胞につき染色体は23対46本（22対×2＋ＸＹまたはＸＸ）あります。

染色体とDNAの塩基配列

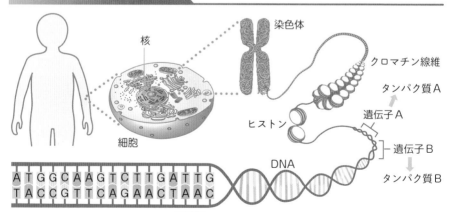

核
染色体
クロマチン線維
タンパク質A
遺伝子A
細胞
ヒストン
遺伝子B
DNA
タンパク質B
塩基対

アデニン（A）、チミン（T）、グアニン（G）、シトシン（C）の並び方が塩基配列。

塩基配列のうち、タンパク質をつくるもとになる部分を遺伝子という。

ATGGCAAGTCTTGATTG
TACCGTTCAGAACTAAC

DNAは、デオキシリボース（**糖**）と**リン酸**、そして**塩基**の3つの成分で構成されています。ここで注目したいのは塩基です。塩基には、**アデニン（A）**、**チミン（T）**、**グアニン（G）**、**シトシン（C）**の4種類が存在し、AとT、GとCが結合します。この「ATGC」の並び方によってタンパク質の設計図となる遺伝情報があらわされています。このATGCの並びのことを**塩基配列**といいます。

ヒトを形づくる
タンパク質の合成のしくみ

細胞では、遺伝子をもとに生きるうえで必要なタンパク質が合成されます。タンパク質が合成される流れのなかでは、**転写**と**翻訳**という過程がみられます。詳しくみていきましょう。

まず、タンパク質をつくるために必要なDNAが写しとられます。DNAを写しとる際に使われる物質を**RNA**（リボ核酸）といいます。写しとられたRNAはメッセンジャー RNA（**mRNA**）と呼ばれ、核の外へ出ていきます。この一連の過程を**転写**といいます。

次に、核の外へ出たmRNAにタンパク質の合成を行う工場の役割をもつ**リボソーム**が結合します。リボソームは、mRNAの塩基の並びを読み取り、数珠つなぎにすることでタンパク質をつくりだすのです。このように、mRNAの遺伝情報をもとにタンパク質がつくられる過程を翻訳と呼びます。

タンパク質の合成のしくみ

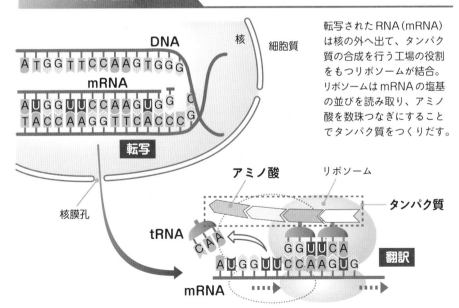

転写された RNA（mRNA）は核の外へ出て、タンパク質の合成を行う工場の役割をもつリボソームが結合。リボソームは mRNA の塩基の並びを読み取り、アミノ酸を数珠つなぎにすることでタンパク質をつくりだす。

細胞の老化①
細胞分裂の限界を定めるテロメア

DNAは複製のたびに遺伝情報の一部を失うが、DNAの末端にあるテロメアが損失を食い止めている。しかし、テロメアの長さにも限界がある。

正常な細胞もやがては老いる
細胞の老化とは分裂が止まること

爪や髪の毛が日々伸びるように、ヒトの身体をつくる細胞は日常的に細胞分裂をくり返しています。細胞は、栄養が足りているか、細胞同士がこみ合っていないかなど、周囲の状況や環境を検知し、必要なタイミングで**細胞周期**（→P24）のS期（DNA合成期）〜M期（分裂期）に入ります。

正常な細胞は、無限に分裂をくり返すことはなく、やがて分裂できなくなるときを迎えます。この細胞分裂の限界は、発見者の名前にちなみ**ヘイフリック限界**と呼ばれています。ヒトの場合、胎児から採取した細胞分裂の限界は、およそ50回といわれています。そして、限界まで細胞分裂をくり返した状態を**細胞老化**といい、その細胞を**老化細胞**と呼びます。

ただし、細胞分裂が止まったからといって、細胞が死んで消えるわけではありません。老化細胞は身体内に蓄積していき、やがて組織や臓器の機能を低下させていくことになります。

なお、P24で細胞周期は、M期と**間期**をくり返すと解説しましたが、老化した細胞は**G0期**に入り、細胞分裂のサイクルからは外れた状況に置かれます。

細胞分裂がとまるカギは
テロメアのしくみと働きにあり

細胞の老化については、そのメカニズムは完全には解明されていませんが、メカニズムのひとつとして、細胞分裂の回数が限界に至るカギを握るのが**テロメア**と呼ばれる構造です。

テロメアは、**DNA**（**染色体**）の末端を保護する役割をもつと考えられています。テロメアのしくみと働きは、コーヒーの回数券で例えるとわかりやすいでしょう。コーヒーショップへ行くたびに手もちの回数券を使っていくと、回数券の綴りはだんだんと短くなり、いずれは使い切ってしまいます。回数券と同じように、テロメアも細胞分裂するたびに短くなり、いずれは使い切られてしまうのです。

このテロメアのしくみと働きは、細胞の寿命時計のひとつとして機能しています。テロメアがある程度短くなるところまで細胞分裂が進むと、細胞の老化が誘

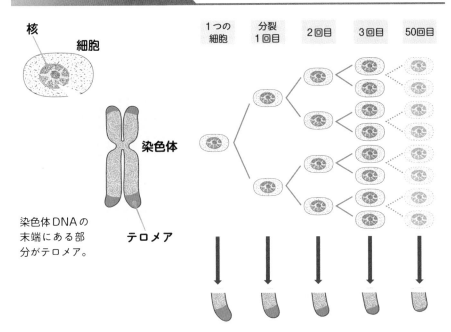

核

細胞

染色体

テロメア

染色体DNAの
末端にある部
分がテロメア。

| 1つの
細胞 | 分裂
1回目 | 2回目 | 3回目 | 50回目 |

テロメアは、細胞分裂のたびに短くなり、限界に
達すると細胞分裂が止まる。

導されることが明らかになっているので
す。

　一方で、テロメアの長さを伸ばす性質
をもつ**テロメレース（テロメラーゼ）**と
いう酵素があります。テロメレースが過
剰に働くことで、がん細胞の分裂が際限
なく繰り返すことがわかっています。細
胞分裂とがんの関係については、PART5
で詳しく解説します。

老化細胞の増加と蓄積が
加齢性疾患の誘因となる

　正常な細胞は、分裂をくり返すうちに
限界を迎えて老化細胞に変化するため、
老化細胞の量は次第に増えていきます。

　そして、正常な細胞の場合、一定数、細
胞が分裂すると、その後の細胞分裂の速
さがゆるやかになります。そして、本来
であれば**免疫**（→P34）の働きで老化細
胞は除去されると考えられますが、生き
延びた老化細胞の場合、体内に残り蓄積
してしまうのです。

　そして残された老化細胞は、**炎症性サ
イトカイン**（→P37）などの炎症物質を
誘発し、臓器や組織の機能低下を引き起
こします。そのため、生き残った老化細
胞は、さまざまな加齢性の疾患をもたら
す要因のひとつになっていると考えられ
ています。

細胞の老化②
細胞の老化を早めてしまうストレス

細胞は自然に老化していくが、外からのさまざまなストレスでDNAが損傷することが原因となり、老化が促進されることがある。

ストレスも細胞老化の原因になる
老化細胞の良い点と悪い点

　正常な細胞のなかには、コーヒーの回数券（テロメア）を使い切っていないにもかからず、細胞分裂を完全に停止して老化細胞になってしまうものがあります。たとえば、晴れた屋外での長時間にわたる作業で受ける放射線や紫外線などの外的ストレスは、DNAを損傷させて

細胞老化を誘発し、老化のスピードを加速させる可能性があります。同じように、喫煙などによる化学物質も、外的ストレスになり得ます。つまり、生活環境や習慣が細胞を老化させることもあるということです。

　またDNAの複製ミスが引き起こすDNAの損傷も、細胞を老化させる原因のひとつです。DNAが複製されるとき

DNAの損傷

細胞はさまざまなストレスによって損傷する。

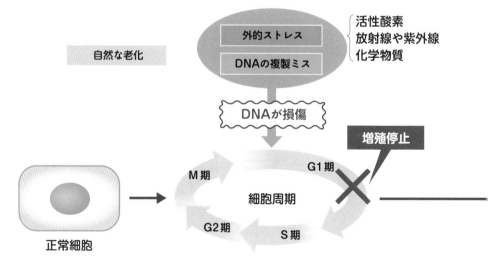

外的ストレス
DNAの複製ミス

活性酸素
放射線や紫外線
化学物質

DNAが損傷

自然な老化

増殖停止

M期　　　　　　G1期
細胞周期
G2期　　　S期

正常細胞

に、遺伝子の塩基（→P27）が変化したり、欠けたり、不要な塩基が挿入されたりすることがあります。とくに1個の塩基が別の塩基に置き換わる点変異が起こると、遺伝子のタンパク質をつくる機能が変化する場合があります。この機能の変化は細胞増殖の情報を送る原因になり、細胞ががん化する場合があります。

じつは、細胞老化には良い点も悪い点もあります。たとえば、前述のように、細胞老化はがん化や慢性炎症（→P37）につながります。一方で、細胞にがん化の刺激が加わると、細胞老化が生じてがんの発生を防ぐ役割も果たすことになります。老化のしくみを理解するには、このような細胞老化の利点と欠点の両面を理解する視点が必要になります。

細胞老化による臓器の老化とは臓器の機能が低下すること

細胞老化により、細胞でできている臓器にも老化が見られるようになります。たとえば、脳や神経、心臓の筋肉（心筋）の細胞は、最初からほとんど分裂する能力をもたないこともあり、細胞の老化が臓器の老化に直結します。

また、脳や神経、心筋の細胞以外のほとんどの臓器でも、臓器を構成する細胞の老化が臓器全体の老化につながります。具体的には、臓器が老化すると臓器の機能が低下します。たとえば、胃の老化により胃壁細胞からの胃酸分泌量が減少し、消化管運動が低下することがあげられます。各臓器と身体機能の変化については、PART2で詳しく解説します。

細胞老化は、がん化や慢性炎症につながる。

がん化

慢性炎症

老化細胞

個体の老化①
1日に必要なエネルギー量が減る

加齢にともない筋肉の量が減ったり活動しなくなったりして、若いときほどエネルギーを必要としなくなる。ただし、それが必ずしも老化に結びつくわけではない。

**代謝とは食事から得た栄養を
エネルギーに変換すること**

ここからは、個体老化について、ざっくりと解説していきます。

自動車を動かすためにガソリンや電気が必要なように、ヒトが生きるためにはエネルギーが必要です。老化の進行ととも

に**基礎代謝**が低下し、エネルギー効率が悪くなることはよく知られていますが、そもそも**代謝**とはなんでしょうか。

代謝とは、生物の体内で起こる化学反応のことで、食事が起点となります。具体的に見ていきましょう。

まず、①食事などを身体に取り込み、

代謝のしくみ

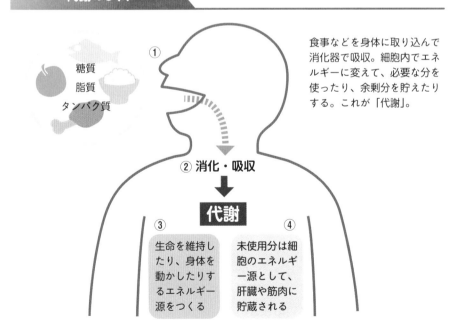

① 糖質 脂質 タンパク質

食事などを身体に取り込んで消化器で吸収。細胞内でエネルギーに変えて、必要な分を使ったり、余剰分を貯えたりする。これが「代謝」。

② 消化・吸収

代謝

③ 生命を維持したり、身体を動かしたりするエネルギー源をつくる

④ 未使用分は細胞のエネルギー源として、肝臓や筋肉に貯蔵される

②栄養を消化器で吸収・分解してエネルギー源に変えて、③筋肉の収縮（運動）や体温の維持に利用します。そして、④利用し切れなかったエネルギー源（グルコース）は、肝臓や筋肉に貯蔵されます。

なお代謝には、代謝の過程をエネルギーの面からみたエネルギー代謝と、物質からみた物質代謝という2つの側面があります。さらに物質代謝は、エネルギーを取り出す異化作用と、エネルギーを必要とする同化作用にわかれます。

エネルギーとは
食物がATPに変換されたもの

では、口から取り入れられた食物はどのようにしてエネルギーに生まれ変わるのでしょうか。エネルギーは、食物から得た栄養素と呼吸で得た酸素を使い、細胞内の**ミトコンドリア**（→P24）でつくられています。**ATP**（アデノシン三リン酸）という分子のエネルギーとして蓄えることで、生命活動のさまざまな場面で利用できるのです。そのため、ATPは「**エネルギーの通貨**」とも呼ばれています。ATPをつくるおもな栄養素は糖質、脂質、タンパク質で、3大栄養素と呼ばれます。とくに糖質と脂質がつかわれます。

老化の進行とともに
基礎代謝は低下する

基礎代謝とは、呼吸や血液の循環、胃や腸のぜん動運動など、生物が生命を維持するために必要なエネルギー代謝のことです。

基礎代謝が低下するおもな要因として、酸素をたくさん消費する筋肉（筋組織）が萎縮（→P48）し、酸素の消費量が少ない脂肪（脂肪組織）に置き換わることがあげられます。なお、関節を動かす筋肉（骨格筋）の代謝量は、すべての臓器の合計よりも低い一方で、脂肪組織よりも高いといわれています。

ただし、それだけではすべての説明がつきません。加齢にともなって身体活動量が減り、1日のエネルギー消費量も減少するため、エネルギーをそれほど必要としなくなることや、各臓器自体の代謝量が低下することも要因になると考えられています。

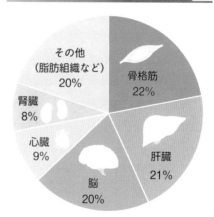

基礎代謝の内訳

その他（脂肪組織など）20%
骨格筋 22%
腎臓 8%
心臓 9%
脳 20%
肝臓 21%

※厚生労働省「e-ヘルスネット　加齢とエネルギー代謝」より

生命維持のために1日に必要な最低限のエネルギーが基礎代謝。筋肉は、多くのエネルギーを必要とするが、高齢になると筋肉量が減る。

個体の老化②
免疫機能が働かず慢性炎症になる

身体内に侵入してきた異物を排除する免疫。免疫細胞が異物と戦うときに起こる反応を炎症という。炎症には急性炎症と、老化と関係の深い慢性炎症がある。

**異物を排除することで
身体を守る免疫のしくみ**

　老化により、感染症や病気にかかりやすくなったり、治りにくくなったりするといわれます。実際に、「若いころよりも免疫力が衰えたみたいで風邪をひきやすくなった」「インフルエンザに対して免疫がない」「発酵食品は免疫力を高める」など、私たちは日常的に**免疫**ということばを使っていると思います。免疫が働くとき、そして免疫機能が低下したとき、私たちの身体のなかでは何が起こっているのでしょうか。

　免疫とは、本来であれば自分の体内にはない老廃物やがん細胞（→P145）などの異物、あるいは細菌やウイルスなどの病原体を**非自己**と認識して排除し、**自己**（自分の細胞や細胞成分など）を守るしくみです。老化が進むと免疫の力が衰えて異物や病原体を受け入れてしまい、その結果、さまざまな感染症や病気にかかりやすくなります。

　免疫が働くときに活躍するのが**免疫細胞**です。免疫細胞にはたくさんの種類があり、それぞれが連携して異物や病原体

と戦っています。そして、日々戦うためにつくられた防御機構を**免疫系**（**免疫システム**）といいます。免疫系についてはPART2で解説します（→P72）。

**免疫細胞は骨髄などの
造血幹細胞からつくられる**

　免疫細胞はおもに**白血球**が担っています。白血球は、**単球、好中球、好酸球、**

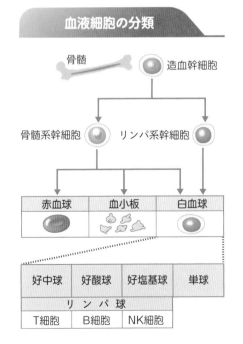

血液細胞の分類

骨髄　　　　　　造血幹細胞

骨髄系幹細胞　　リンパ系幹細胞

赤血球	血小板	白血球

好中球	好酸球	好塩基球	単球
リンパ球			
T細胞	B細胞	NK細胞	

好塩基球、リンパ球の5種類の血球で構成されています。白血球をはじめとした免疫細胞は、骨髄や胸腺などのリンパ系にある造血幹細胞から分裂・増殖しています。そして、増殖したひとつひとつの細胞が成熟するなかで、5種類の血球に成長していくのです。5種類の血球には、それぞれ役割があります。たとえば、好中球は身体内に侵入してきた細菌や真菌を飲み込み（貪食作用）、殺菌を行うことで感染を防ぐ役割がありますし、好酸球と好塩基球はアレルギーに関与するなど、適材適所で活躍しているのです。

このように「免疫細胞のもと」にもなる造血幹細胞ですが、老化にともない幹細胞の機能が低下することが近年明らかになってきています。

免疫が作用して自分自身を攻撃する自己免疫のしくみ

免疫は本来、自己の細胞などに対しては働かないようになっています。ところが、何らかの原因で、正常な自己を異物である（非自己）と認識してしまうことがあります。このメカニズムは、免疫が作用して自分自身を攻撃してしまう様子から、自己免疫と呼ばれています。

何らかの原因で自己免疫が起こると説明しましたが、現段階で自己免疫が起こる原因ははっきりとわかっていません。遺伝子異常や細菌・ウイルスの影響、その両方の組み合わせ、老化と自己免疫の関連性など、原因究明のさまざまな研究が進められています。

自分で自分を攻撃する自己免疫疾患

自己免疫により起こる病気を総称して自己免疫疾患といいます。自己免疫疾患には、関節リウマチ（→P124）や橋本病（慢性甲状腺炎、→P68）、1型糖尿病などがあり、そのほとんどで慢性的な炎症が認められます。

関節リウマチを例にとって、自己免疫のしくみを考えてみましょう。リウマチはギリシャ語で「流れ」を意味します。身体に悪い液体があり、それが身体のなかを流れてめぐることでふしぶしが痛むと考えられたことが、リウマチの名前の由来といわれています。

関節を構成する組織のひとつに滑膜があります。滑膜は関節の動きを滑らかにする作用をもちます。関節リウマチでは、この滑膜組織に対して、何らかの理由から「自分のものではない（非自己）」と認識してしまい、炎症が起こります。そして滑膜組織に集まったリンパ系の免疫細胞が、正常な滑膜組織を攻撃してしまうのです。その過程で関節に痛みや腫脹（腫れ）などの炎症の徴候が出現する、というわけです。

関節リウマチ以外にも、橋本病の場合は甲状腺に慢性炎症が起こる、1型糖尿病の場合は膵臓のインスリンを出す細胞が破壊されるなど、自己免疫が発生する場所によって症状や経過が異なります。そのため、自己免疫疾患にはたくさんの種類があります。

**異物が侵入すると
免疫細胞が炎症反応を起こす**

　体内に入ってきた異物や病原体と免疫細胞が戦うときに起こる反応を**炎症反応**といいます。炎症反応とは、たとえば風邪をひいたときにのどや頭が痛くなったり、身体が熱くなったりすることです。

　炎症は**急性炎症**と**慢性炎症**に分類されます。まずは急性炎症について、詳しくみていきましょう。足を机の角にぶつけたときには、その部分が赤く腫れ、熱をおび、痛みが出るなど、さまざまな反応が出現します。また、蚊に刺されると、かゆみをともない、腫れや赤み（虫さされ）につながることもあります。

　こうした反応は、赤く腫れて熱を発する様子が燃えているように感じられることから、「炎」になぞらえ**炎症**と呼ばれています。五十肩の正式名である**肩関節周囲炎**や**肺炎**も病名に「炎」とあり、炎症を主症状とした疾患であることがわかります。

　炎症が起こると、患部には**発赤**（ほっせき）（赤くなる）、**熱感**（ねっかん）（熱くなる）、**腫脹**（しゅちょう）（腫れる）、**疼痛**（とうつう）（痛みが出る）の4つの特徴的な徴候があらわれます。これらは、この炎症の4徴候について記載した古代ローマの医師ケルススの名をとり、**ケルススの4徴候**とも呼ばれています。なお、ケルススの4徴候に、患部が機能しなくなる**機能障害**を加え、**炎症の5徴候**とすることもあります。

急性炎症のしくみ

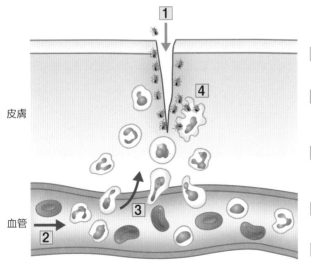

皮膚

血管

1 傷口から菌が侵入する

2 血管が広がって血流が増加する

3 血管の壁がゆるんで白血球が皮膚に入り込む

4 白血球が菌を排除する

5 傷口が腫れて傷む→炎症

36

炎症は痛みや熱感など、「悪いもの」に思えますが、身体から異物を排除するときや傷を治そうとするときにあらわれる、生体がもつ大切な防御反応でもあります。ただし、慢性化した（長く続く）炎症は、**がんや加齢性疾患**の原因になることがあります。

細胞老化は慢性炎症を引き起こす炎症性タンパク質の分泌現象

急性炎症はケガや病気など、部分的かつ短期間でおさまるもので、ケルススの4徴候が出現しやすい炎症です。一方、慢性炎症は、特筆するべきケガや病気がなくても免疫細胞が休みなくずっと働いている状態です。そして、細胞の老化が慢性炎症を引き起こす原因のひとつになります。

細胞分裂を停止した老化細胞が蓄積すると、炎症性サイトカインをはじめとした、さまざまな炎症性のタンパク質が過剰に分泌されます。この細胞老化にともなう炎症性タンパク質の分泌現象を、**細胞老化関連分泌現象**（Senescence-Associated Secretory Phenotype：

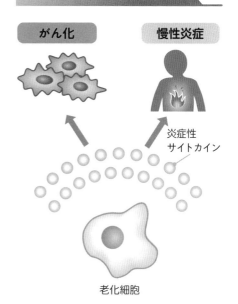

SASPの発生

がん化　　　　慢性炎症

炎症性
サイトカイン

老化細胞

サスプ
SASP）といいます。

SASPには、がんの抑制や組織の損傷を治癒させる良い面もあれば、慢性炎症を引き起こし、がんや加齢性疾患の発症を進める一面ももちあわせています。炎症性サイトカインとSASPは、このあともよく出てくる用語ですので、よく覚えておきましょう。

COLUMN

老化にともなうT細胞の減少と機能低下

免疫にとって大切な働きをしているものに、T細胞があります。T細胞はリンパ球の一種です。病原体やがんを破壊するキラーT細胞なども、このT細胞の一種です。

T細胞をつくり出すのは胸腺という組織です。胸腺は加齢によって萎縮し、その結果、T細胞も減少することがわかっています。またキラーT細胞が病原体やがんを攻撃する際、何度も刺激を受けるうちに疲弊化してしまい、T細胞自身の機能が低下するともいわれています。

個体の老化③
タンパク質をつくる機能が低下

タンパク質は身体内で大きな部分をしめている。動物実験では、タンパク質を分解するオートファジーの働きが低下し、老化に影響することがわかっている。

不要なタンパク質をきれいにするプロテアソーム

細胞分裂をくり返す過程で、役割を終えて古くなった**タンパク質**などの老廃物が出てきます。細胞内に老廃物がたまると細胞の働きが低下するため、細胞内には、老廃物をきれいに掃除したり、リサイクルしたりするシステムが備わっています。

細胞内をきれいに保つシステムのひとつに、タンパク質を分解することに特化した**プロテアソーム**という装置を使ったシステムがあります。このシステムでは、まず不要なタンパク質に**ユビキチン**という目印がつけられます。そして、プロテアソームが目印のあるタンパク質だけをきれいに掃除するのです。

細胞老化のなかで見られる変化のひとつとして、小胞体（→P24）に異常なタンパク質が蓄積することがあげられます。つまり、老化にともないプロテアソームの機能が低下することで、掃除のシステムがうまく働かず、異常なタンパク質が蓄積しているのでは、と考えられているのです。

不要なものを食べてきれいにするオートファジーも老化で低下する

タンパク質に特化したプロテアソームに対して、ランダムに細胞内のものを食べてきれいにしているのが、**オートファジー**というシステムです。

オートファジーでは、まず、細胞内の小胞体に接したところで隔離膜という特殊な膜がつくられます。隔離膜は徐々に伸びながら、異常なミトコンドリアなどの細胞小器官やタンパク質などを包み込み、球（**オートファゴソーム**）をつくります。球ができると、細胞内をただようリソソームが球に近づき融合します。リソソームのなかにはタンパク質を分解する消化酵素が入っており、ミトコンドリアやタンパク質などの分解が行われるのです。その後、分解され、バラバラになったミトコンドリアやタンパク質は、細胞内の成分の材料としてリサイクルされることになります。

オートファジーの役割はリサイクルだけではありません。何らかの理由で細胞自身が栄養を取れないときに、自分自身のタンパク質成分を分解して栄養に変え

る役割ももつのです。これが、オート（自分）ファジー（食べる）の由来です。ちなみにオートファジーは自分自身の成分を分解する際、分解しすぎを防止するた

め、**ルビコン**というブレーキの役割をもつタンパク質を備えているのですが、このルビコンは、老化にともない異常に増えてしまうことがわかっています。

オートファジーのしくみ

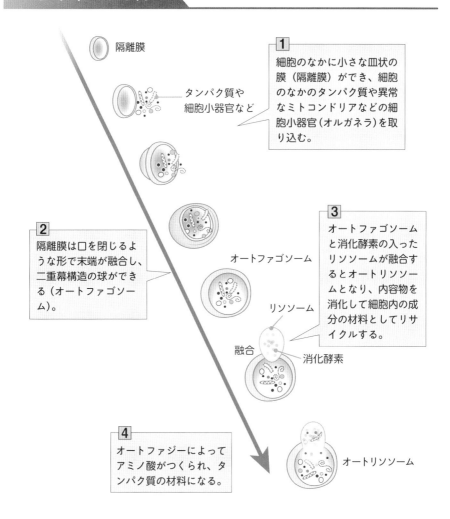

隔離膜

タンパク質や細胞小器官など

1 細胞のなかに小さな皿状の膜（隔離膜）ができ、細胞のなかのタンパク質や異常なミトコンドリアなどの細胞小器官（オルガネラ）を取り込む。

オートファゴソーム

2 隔離膜は口を閉じるような形で末端が融合し、二重幕構造の球ができる（オートファゴソーム）。

リソソーム

融合

消化酵素

3 オートファゴソームと消化酵素の入ったリソソームが融合するとオートリソソームとなり、内容物を消化して細胞内の成分の材料としてリサイクルする。

4 オートファジーによってアミノ酸がつくられ、タンパク質の材料になる。

オートリソソーム

個体の老化④
器官が衰えてホルモンの分泌量が減る

身体を最適な状態に保つホルモンは、全身のいろいろな器官から分泌されている。そのため、加齢による器官の衰えはホルモン量の減少と不調に直結する。

健康を維持するホルモンは
少ない量で強い力を発揮する

内分泌系の器官から分泌される**ホルモン**は、健康を維持するために少ない量でさまざまな機能を調整してくれる「元気の源」です。わかりやすく**内分泌ホルモン**と呼ばれることもあります。

私たちヒトは、暑くても寒くても体温を一定に保つことができます。このように、生物の体温や血液量といった、生命を維持するために生物が持つ性質を、**恒常性（ホメオスタシス）**といいます。そして、恒常性の維持に大きな役割を果たしている物質がホルモンです。身体の外部や内部からの情報をもとにつくられたホルモンは、消化吸収や循環、呼吸、代謝、免疫など、身体のあらゆる場所で作用して、恒常性を維持しているのです。

ホルモンの種類の数は完全にはわかっていませんが、ヒトでは100種類以上あるといわれています。ホルモンは全身のいたるところでつくられ、血液中を流れて離れたところにある細胞へ運ばれるほか、ホルモンがつくられた細胞やその近辺で直接働くこともあります。

多くのホルモンは老化で減少する
代表はエストロゲンとテストステロン

老化にともない、血中の多くのホルモンの濃度は低下するといわれています。一方で、濃度がほとんど変わらなかったり、逆に増加したりするホルモンもあります。減少するホルモンの代表として、女性ではエストロゲン、男性ではテストステロンがあげられます。

女性ホルモンのひとつであるエストロゲンは、妊娠や出産、女性としての身体の成育に合わせてつくられるホルモンです。そのため、40歳ごろをピークに分泌量が急激に減少して、50歳前後で閉経を迎えます。

男性ホルモンのひとつであるテストステロンは、骨や筋肉、体毛などをつくる際に作用するほか、生殖機能や精神面の働きにも作用します。身体や脳が発育する時期に最も使われるホルモンであることから、テストステロンの分泌は20歳前後をピークに、徐々に減少するといわれています。なお、エストロゲンもテストステロンも女性や男性だけで分泌されるものではなく、それぞれ少量分泌します。

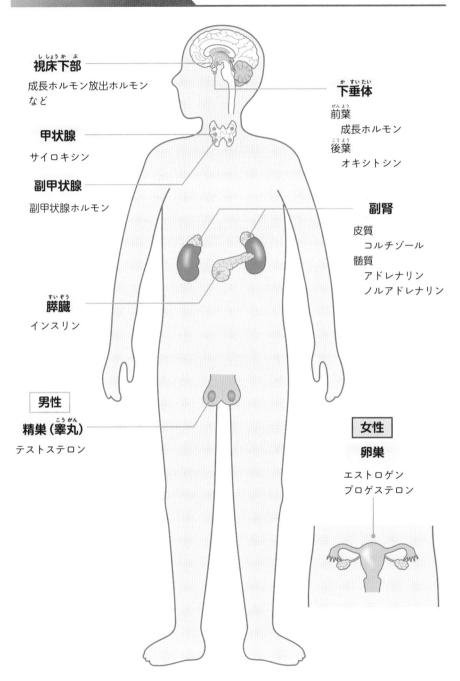

視床下部
成長ホルモン放出ホルモン
など

下垂体
前葉
　成長ホルモン
後葉
　オキシトシン

甲状腺
サイロキシン

副甲状腺
副甲状腺ホルモン

副腎
皮質
　コルチゾール
髄質
　アドレナリン
　ノルアドレナリン

膵臓
インスリン

男性
精巣（睾丸）
テストステロン

女性
卵巣
エストロゲン
プロゲステロン

DNAの複製のしくみ

| DNAポリメラーゼという酵素が活躍
| 末端が複製されない問題もある

　DNAは細胞分裂のときに複製されますが、そのたびにDNAの一部が短くなるという性質があります。DNAは、2本の鎖（ヌクレオチド鎖）がらせん状に組み合わされてできており、その両端をそれぞれ5′末端、3′末端といいます。DNAが複製されるときは、ヌクレオチド鎖がほどけます。このほどけた2本の鎖（右の図のⒶとⒷ）がいわば鋳型になって、DNAが複製されるのです。

　DNAの複製を担うのは、**DNAポリメラーゼ**という酵素です。DNAポリメラーゼは、－OH基という構造をもつ3′末端にDNAを次々に付加していくという特徴があります。そのため、DNA複製の際には、まず3′末端をつくるために**RNAプライマー**という短いヌクレオチド鎖が構成されます。

　次にDNAポリメラーゼによって3′末端に鋳型と相補的なDNAが次々と付加され、ヌクレオチド鎖が伸びていきます。その結果、ヌクレオチド鎖のⒶ側には、3′末端を足がかりにして、図の右から左へ**リーディング鎖**という新しいDNA鎖が伸びていきます。一方、Ⓑ側にできるRNAプライマーの左末端は5′になっています。そこで、新たなRNAプライマーを構成することで3′末端をつくり、改めてヌクレオチド鎖を伸長させることになります。その結果、「岡崎フラグメント」という断片的な鎖が結合する**ラギング鎖**ができます。このようにして、Ⓐ側とⒷ側それぞれにDNAが複製されていきます。

　なお、DNA複製の際にはDNAポリメラーゼがDNAを合成するのに必要なRNAプライマーが形成されてRNAプライマーの3′末端からDNA合成が開始しますが、DNA複製後にはこのRNAプライマーが分解されます。線状DNA複製の最後のラギング鎖にはRNAプライマー分解後にはRNAプライマーが結合する領域が残りませんので、この部分が複製のたびに短くなります。これが**末端複製問題**です。ヒトをはじめとした真核生物には染色体の末端にテロメア（→P28）があり、染色体を保護しています。末端複製問題は、染色体の末端にあるテロメアで起こると考えられています。

1

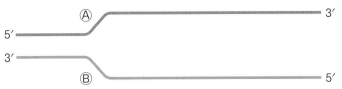

DNAが複製されるときは、ヌクレオチド鎖がほどける。

2

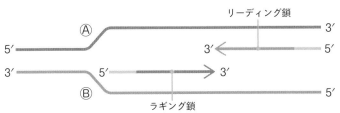

Ⓐ、Ⓑのヌクレオチド鎖に、RNAプライマーという短いヌクレオチド鎖が構成される。

3

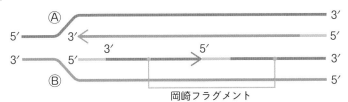

RNAプライマーの3′末端を起点に、DNAポリメラーゼによってDNAが付加され、鎖が伸びていく。

4

リーディング鎖ではそのままDNA鎖が伸びていく。ラギング鎖では、新たなRNAプライマーが構成され、「岡崎フラグメント」という断片的な鎖が結合するかたちで鎖が伸びていく。

細胞も死ぬ運命にある

あらかじめプログラムされたアポトーシス
細胞が壊死するネクローシス

　すべての生物はやがて死を迎えます。これは、私たちの身体を構成する細胞も同様です。これまでヘイフリック限界（→P20）を迎えると細胞分裂しなくなる細胞老化についてみてきましたが、細胞が老化したからといって、そのまま死ぬわけではありません。ところが、細胞にはあらかじめ死がプログラムされていると考える**プログラム細胞死**という現象があります。これを**アポトーシス**といいます。

　アポトーシスは、個体を正常な状態にするために、遺伝子のコントロールによって引き起こされる現象です。たとえば、オタマジャクシの尻尾がなくなるのは、アポトーシスの結果です。またヒトの胎児では、手足の指の間の細胞が死ぬことによって手足の指が形成されます。アポトーシスにはそのほかに、細胞を適正な数に維持したり、がん化しそうな細胞など、生物に有害な細胞を排除したりするといった重要な働きをします。

　なお、アポトーシスとは別の細胞の「死」である**ネクローシス**もあります。ネクローシスは感染や怪我などで細胞が死に、その細胞が構成する組織が壊死することです。細胞が壊れて内容物が周囲にダメージを与えるため、炎症（→P36）を起こす原因とも考えられています。

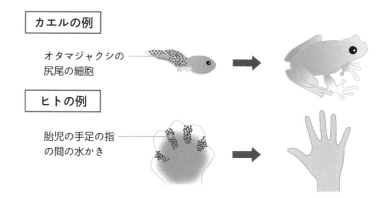

カエルの例

オタマジャクシの
尻尾の細胞

ヒトの例

胎児の手足の指
の間の水かき

PART2

身体機能の老化

PART2のコンテンツ

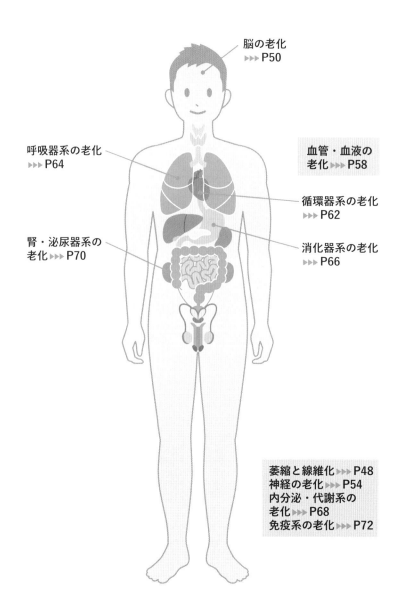

脳の老化
▶▶▶ P50

呼吸器系の老化
▶▶▶ P64

血管・血液の
老化 ▶▶▶ P58

循環器系の老化
▶▶▶ P62

腎・泌尿器系の
老化 ▶▶▶ P70

消化器系の老化
▶▶▶ P66

萎縮と線維化 ▶▶▶ P48
神経の老化 ▶▶▶ P54
内分泌・代謝系の
老化 ▶▶▶ P68
免疫系の老化 ▶▶▶ P72

46

キーワード

萎縮 (いしゅく)

臓器や組織が縮んで容積が小さくなること。脳や皮膚、筋肉などでみられる。臓器や組織を構成する細胞数の減少と、細胞自体が小さくなることが原因だと考えられている。

線維化 (せんいか)

正常な組織が結合組織化して硬くなること。たとえるなら、「かさぶた」のようになること。組織と組織の間をつなぐ結合組織が、組織を修復しようとして硬くなることで起きる。

神経細胞

脳や脊髄などの神経系を構成する細胞で、ニューロンともいう。細胞体、樹状突起、軸索からなる。神経細胞同士はシナプスを介してつながり、脳からの司令を伝達している。

プラーク

ここでは、血管内膜にコレステロールが蓄積してできる血管のコブのこと。粥腫(じゅくしゅ)ともいう。プラークがこわれると血小板がそれを補修しようとし、固まって血栓をつくる。

血圧

血液が動脈を流れるときに血管の内側にかかる圧力のこと。「上の血圧」と「下の血圧」があり、上が140mmHg 以上、下が 90mmHg 以上のときに「高血圧」と診断される。

脂質異常症

血液中の脂質の値が基準値から外れた状態。脂質には善玉コレステロールと悪玉コレステロール、中性脂肪がある。脂質異常症と診断される基準値がそれぞれ定められている。

糖尿病

インスリンというホルモンの作用不足で、血糖値（血中のブドウ糖の量）が高い状態が慢性的に続く病気。1型糖尿病と2型糖尿病にわかれる。合併症を引き起こすことがある。

内分泌

身体内の分泌物を排出管を通して体外に放出する、汗や唾液などの「外分泌」と異なり、分泌物を排出管を通さずに内分泌腺（分泌細胞）から血液中などに放出すること。

PART 2

萎縮と線維化
縮んだり硬くなったりする組織

臓器や組織が衰えるときには、構成する細胞が小さくなったり数が減ったりして
容積が縮む「萎縮」や、かさぶたのようになる「線維化」がみられることがある。

加齢で臓器や組織が小さくなる「萎縮」

老化すると臓器や組織の機能が衰えていきます。その理由のひとつとして挙げられるのが、臓器や組織の**萎縮**です。つまり、縮んで容積が小さくなるのです。

たとえば皮膚は乾燥して萎縮し、表面積が小さくなって、その結果しわができます（→P88）。また筋肉が萎縮（→P94）すると筋力が衰えるだけでなく、外見上も小さく細くなっていきます。

外見からはわかりにくいですが、臓器も同様です。たとえば脳は、神経細胞の減少により萎縮が目立つようになり（→P50）、脳の表面のしわが深くなります。また胃の粘膜も萎縮が起こり、本来の消化の働きができなくなったりします（→P66）。ただし心臓のように、他の臓器が萎縮して働きが落ちたぶんをカバーしようと、逆に大きくなる臓器もあります（→P62）。

萎縮は細胞の減少など複数の要因が重なって起きる

これらの萎縮の原因は、おもに臓器や細胞を形づくる細胞数の減少と、細胞自体の大きさが小さくなることにあると考えられています。

それでは、細胞数が減少するとは、どういうことでしょうか。PART1で解説した通り、細胞は分裂して増えていきます。一方、分裂を停止した老化細胞も増えています。老化すると、臓器や組織のなかでつり合いがとれていた「増える細胞」と「減る細胞」のバランスが崩れ、相対的に細胞の数が減っていくのです。

また、加齢によって細胞と細胞の間を埋める間質（タンパク質や糖質、脂質など）の減少、水分不足や低栄養、また臓器の機能自体の低下など、さまざまな要因が複合的に重なり、臓器や組織が萎縮していくと考えられています。

傷ついた組織が治る過程でかさぶたのようになる「線維化」

ヒトの臓器や組織の機能が低下する原因として挙げられるもうひとつの特徴が、**線維化**です。線維化とは、正常な組織が結合組織化して硬くなることです。結合組織とは、文字通り組織と組織の間をつなぐ組織のことで、身体内のいろいろな部分の形を維持したり、すき間を埋

めたりといった働きをします。

　組織が壊れたときに、組織は結合組織化して修復しようします。たとえるなら、組織が傷ついて治る過程で、かさぶたのように硬くなっていくのです。

　線維化は、脳以外のさまざまな臓器でみられます。とくに肺や肝臓、腎臓が線維化して硬くなると、それぞれ臓器の機能が低下し、肺線維症や肝硬変、腎不全（→P70）といった死亡率の高い疾患につながる可能性があります。

　また、これらの臓器や組織の線維化は、**慢性炎症**との関連性においても注目され

ています。なんらかの原因による組織の炎症の状態が続くと、細胞が死に、組織全体の構造が壊れます。それを修復しようとして結合組織ができますが、その過程で正常な細胞が線維成分で置き換えられてしまい、臓器や組織が硬くなってしまうと考えられています。

　PART2では身体内のいろいろな器官の老化を解説しますが、「萎縮」や「線維化」という用語がしばしば出てきます。ここで、どのような現象なのかを知っておきましょう。

萎縮のイメージ

正常な組織

仮に、18個の細胞からなる組織があるとする。

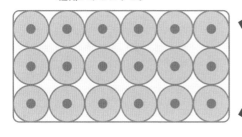

萎縮した組織

細胞の大きさはそのままで、数が12個に減る。

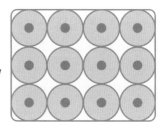

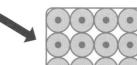

細胞の数は数は18個のままで、大きさが小さくなる。

脳の老化
脳が萎縮してしわが増える

脳の神経細胞の数が減少し、容積が小さくなることで脳が萎縮すると考えられている。脳の働きは多岐にわたるため、萎縮の影響の全貌はわかっていない。

脳が萎縮して小さくなり
意欲や記憶に影響が及ぶ

　加齢にともない、脳は萎縮（→P48）して小さくなります。脳の萎縮は、神経細胞が減少して容積が小さくなるために起こると考えられています。脳が萎縮すると脳の表面にしわが増えていきます。加齢による脳の萎縮は20代から始まり、60代になると肉眼で見ても明らかな萎縮がみられるといわれています。

　萎縮はとくに、**大脳**の**前頭葉**や**側頭葉**で見られます。前頭葉は行動を始めさせたり、反対に抑制したりする働きをします。そして、側頭葉は外部からの情報の認知や記憶、感情などにかかわる機能をもっていると考えられています。そのため、それらが萎縮して機能が衰えると、いわゆる「意欲がなくなった」「記憶が思い出せない」といった現象が起きるとみられています。さらに脳の萎縮が進行すると、認知症（→P104）を発症するといわれています。

萎縮した脳の断面

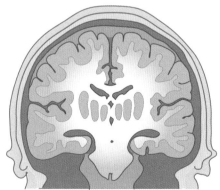

20代の正常な脳

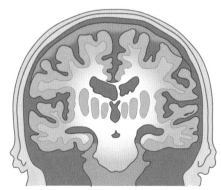

70代の萎縮した脳

脳の構造

■ 脳の断面

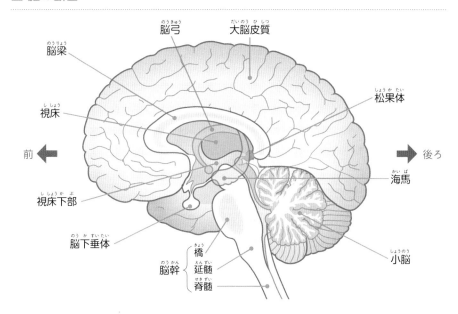

脳弓
大脳皮質
脳梁
松果体
視床
前
後ろ
海馬
視床下部
脳下垂体
橋
延髄
脳幹
脊髄
小脳

■ 大脳の部位と機能

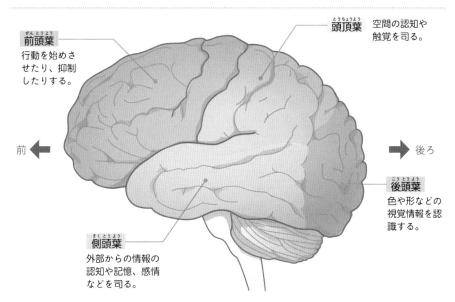

頭頂葉
空間の認知や
触覚を司る。

前頭葉
行動を始めさ
せたり、抑制
したりする。

前
後ろ

後頭葉
色や形などの
視覚情報を認
識する。

側頭葉
外部からの情報の
認知や記憶、感情
などを司る。

脳の萎縮や機能低下の原因は諸説ある

前述の神経細胞の減少は、**アミロイドβ**や**タウ**といったタンパク質の影響という説があります。それらは細胞間の情報伝達能力も低下させますが、情報伝達能力の低下については、神経細胞にある**シナプス**が減少して周囲の神経細胞とのつながりが少なくなるからとも考えられています。また、脳の萎縮の原因として、加齢にともなう脳の**動脈硬化**（→P58）を挙げる人もいます。

一方で、脳には140億もの神経細胞があるといわれ、仮に一部の神経細胞が失われても情報伝達能力の低下には至らず、脳機能に大きな影響を与えないのではないかという説もあります。

また、脳の大脳脳室下帯と海馬には**神経幹細胞**があり、新しい神経細胞を補充する機能があるということもわかってきています。これまでは、神経細胞は発生したあとに分裂増殖することはないと考えられてきました。しかし現在では、海馬やその周辺の部位は、45歳くらいまではむしろ増大するということも明らかになっています。

このように脳の萎縮や機能低下のメカニズムには諸説あります。老化とのかかわりを含め、現在も研究が進められています。

脳の能力のピーク

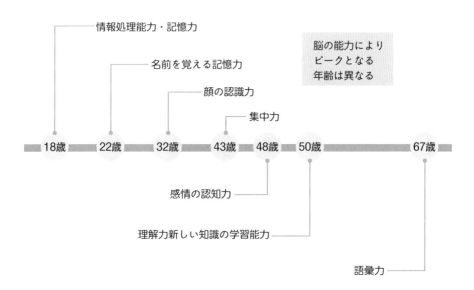

脳の能力によりピークとなる年齢は異なる

情報処理能力・記憶力 — 18歳
名前を覚える記憶力 — 22歳
顔の認識力 — 32歳
集中力 — 48歳
感情の認知力 — 43歳
理解力新しい知識の学習能力 — 50歳
語彙力 — 67歳

※Business Insider「The ages you're the smartest at everything throughout your life」より

脳の神経細胞

■ 神経細胞減少のメカニズム

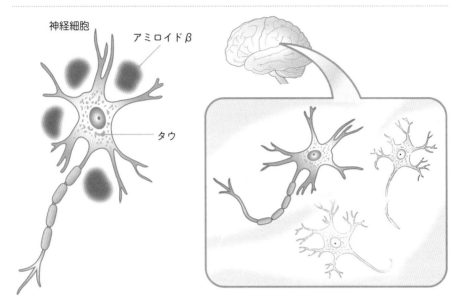

神経細胞

アミロイドβ

タウ

脳の神経細胞の外ではアミロイドβが、細胞内ではタウが蓄積する。

蓄積の影響で神経細胞が減り、脳が萎縮するという説がある。

■ 脳の神経細胞数の推移

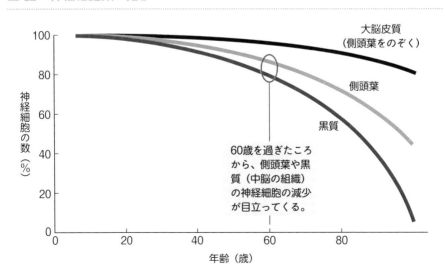

大脳皮質
（側頭葉をのぞく）

側頭葉

黒質

60歳を過ぎたころから、側頭葉や黒質（中脳の組織）の神経細胞の減少が目立ってくる。

神経細胞の数（％）

年齢（歳）

53

神経の老化
脊髄と自律神経への影響

中枢神経である脊髄は、脊椎の老化の影響を受けて傷ついたり圧迫されたりする。末梢神経の自律神経はバランスが乱れ、さまざまな不調を引き起こす。

神経は内外で集めた情報を全身に伝える器官

私たちはよく「私は神経質だ」「あの人は無神経だ」などど、何気なく「神経」ということばを使いますが、本来、神経は器官の名称です。では、神経は実際にどのような働きをするのでしょうか。

神経は、身体の内外の情報を伝達する器官の総称です。より詳しくいえば、内外で集めた情報をどのように処理すべきか判断して、身体内にしかるべき場所に司令を伝える働きをしています。

神経は、中枢神経と末梢神経に分けることがきます。中枢神経は集められた

情報を処理するコントロールセンターの役割を担っており、脳と脊髄が司令を担当しています。

一方、脳からの司令を身体内のすみずみに伝える役割をするのが末梢神経です。なお末梢神経は、運動を司る体性神経と、内臓の機能をコントロールする自律神経に分けることができます。さらに体性神経は感覚神経と運動神経に、自律神経が交感神経と副交感神経に細分化されます。自律神経はほかの神経とは異なり、自分の思う通りには動かせない（自律している）のが特徴です。

神経の分類

中枢神経 ━━━━ 司令 ━━━━▶ 末梢神経

脳　　　脊髄　　　　　体性神経　　　　　　　自律神経

感覚神経　運動神経　　交感神経　副交感神経

情報を全身に伝えるコントロールセンター。

司令を受け取り、筋肉を動かして運動させる。

司令を受け取り、内臓の機能を調整する。

神経は内外で集めた情報を全身に伝える器官

神経の働きがわかったところで、神経の実体を確認しておきましょう。

神経はニューロン（**神経細胞**）が連なってできています。そしてニューロンは、核と樹状突起からなる細胞体と軸索で構成されています。ニューロン同士はじつは接触してつながってはおらず、わずかなすき間が空いています。このすき間を**シナプス**といいます。ニューロン間で情報が伝達できるのは、**神経伝達物質**という化学物質がニューロンの間を行き来しているためです。なお神経伝達物質に

は種類がいくつかあります。アドレナリンやノルアドレナリン、アセチルコリン、ドパミン（→P106）は比較的知られているのではないでしょうか。

なお神経細胞も細胞のひとつですが、細胞分裂をして生まれ変わることはありません。そのため、加齢など何らかの原因で神経が死んでしまうと神経伝達物質が伝達されず、司令が各所に伝わることなく、その結果、さまざまな支障を来すことになります。前節（→P52）で触れた脳の神経細胞の減少も、神経細胞のこうした特徴から生じているのです。

神経細胞の構造

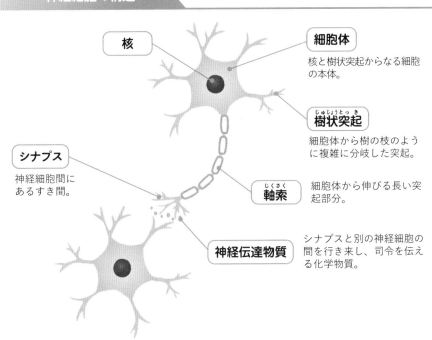

核

細胞体
核と樹状突起からなる細胞の本体。

樹状突起（じゅじょうとっき）
細胞体から樹の枝のように複雑に分岐した突起。

シナプス
神経細胞間にあるすき間。

軸索（じくさく）
細胞体から伸びる長い突起部分。

神経伝達物質
シナプスと別の神経細胞の間を行き来し、司令を伝える化学物質。

PART 2　神経の老化

55

脊椎の加齢による変化が
脊髄の老化に直結する

脊髄は脳とつながっている器官です。そして、前述のとおり、脳・脊髄を合わせて中枢神経といいます。脊髄は背骨（脊椎）の中の空間である脊柱管にあり、身体のすみずみまで張りめぐらされた末梢神経で受け取った触覚や痛覚からの感覚刺激を、脳に伝える役割を担っています。

脊髄は脊椎の内側にあります。そのため、脊椎が加齢により変化すると、それにより、直接大きな影響を受けることになります。たとえば、脊椎を形づくる**椎骨**の間には椎間板という軟骨があり、椎骨同士の接触をやわらげるクッションの役割をしています。この椎間板が加齢により硬くなったりして、脊柱管に飛び出して脊髄を傷つけるのが**椎間板ヘルニア**です。とくに腰の椎間板がヘルニアになると、脊髄が圧迫されて足にしびれや痛みが生じたり、足に力が入りにくくなったりします。

また、脊椎の後ろ側には**椎弓**という場所があり、**黄色靭帯**で結ばれています。椎間板が硬化して水分が少なくなるにつれて黄色靭帯が大きくなり、脊柱管内の脊髄が圧迫され、**脊柱管狭窄症**となります。腰部脊柱管狭窄症には、休みながらでないと歩けなくなる（間欠性跛行）という特徴があります。治療として、痛みをとるための薬物療法や椎弓の切除などの手術療法が行われます。

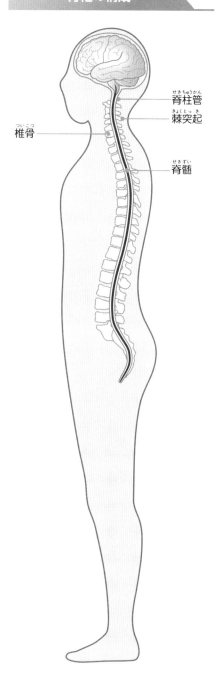

脊椎の構成

脊柱管

棘突起

椎骨

脊髄

身体機能のバランスを司る
自律神経のバランスが乱れる

　一方の末梢神経の老化も身体に大きな影響を及ぼします。末梢神経のひとつである自律神経は、臓器や器官の動きを活発にする交感神経と抑制する副交感神経の2つからなり、身体の機能のバランスを保つ働きをしています。とくに副交感神経は加齢にともなって機能が低下し、相対的に交感神経が活発になるアンバランスな状態になるといわれています。この自律神経の乱れによって、身体のだるさや疲れやすさ、動悸、息切れ、のぼせや冷えといった体温調節の乱れなどの症状が引き起こされることになります。

　自律神経の乱れを防ぐことはできませんが、規則正しい生活や適度な運動、栄養や睡眠をしっかりとる習慣が、症状の悪化を防ぐために役立ちます。

椎間板ヘルニアと脊柱管狭窄症

■ 椎間板ヘルニア

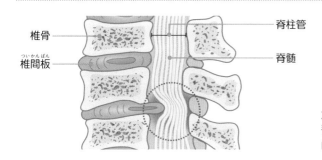

椎骨

椎間板（ついかんばん）

脊柱管

脊髄

加齢で椎間板が硬くなって脊柱管に飛び出し、脊柱管内の脊髄を傷つける。

■ 脊柱管狭窄症

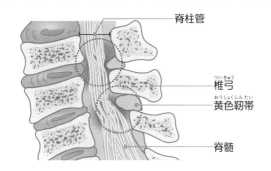

脊柱管

椎弓（ついきゅう）

黄色靭帯（おうしょくじんたい）

脊髄

加齢で大きくなった黄色靭帯が、脊柱管内の脊髄を圧迫する。

血管・血液の老化
血管は硬くなり血圧が上がる

血管の老化や脂質異常による動脈硬化で、血圧が上がったり血流が妨げられたりする。また、低栄養によるヘモグロビンの欠乏からくる貧血は、高齢者に多い。

動脈が弾力を失う動脈硬化と高血圧、血管狭窄

動脈硬化は動脈が硬くなる症状です。動脈硬化には、大きく分けて血管が狭くなるタイプと硬くなるタイプがあります。狭くなるタイプでは、血管の内膜にプラークが形成されることで血液の通り道が狭くなり、血流が妨げられます。そして、プラークが破れると、そこに血栓ができることもあります。

プラークが形成されるおもな要因は、血液中のLDLコレステロール（LDL-C）です。LDL-Cが多くなり過ぎると、血管の内皮細胞の下に入り込んで酸化します。そして、白血球の一種であるマクロファージによって泡沫細胞に変えられて血管の内膜に蓄積し、プラークを形成します。その結果、内膜が厚くなり血管が狭くなってしまうのです。

一方の硬くなるタイプでは、血管の中膜平滑筋細胞にカルシウムが溜まります。これを石灰化といいます。石灰化が進行すると、血管が伸び縮みしにくくなります。いずれの場合でも、動脈硬化になると、身体内にさまざまな支障をき

たします。なかでも、人体のなかで最も太く、心臓から血液を全身に送り出す役割を担う**大動脈**の硬化は、高血圧の原因になるため要注意です。

血圧は、拍動に合わせて心臓が縮んで血液が大動脈を通して全身に送られたときの**収縮期血圧**（上の血圧）と、心臓が拡がるときの**拡張期血圧**（下の血圧）の2種類に分かれます。拡張期には血液は末梢の血管に分配されます。このような大動脈の働きをふいご機能と呼びます。

血管の石灰化

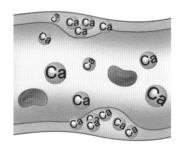

カルシウムが血管の中膜平滑筋細胞に溜まって石灰化する。

58

1

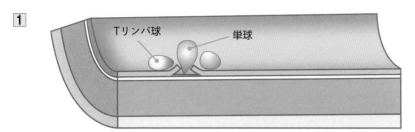

Tリンパ球　　単球

血管内皮細胞が傷つき、悪玉のLDLコレステロール（LDL-C）や単球が入り込む。

2

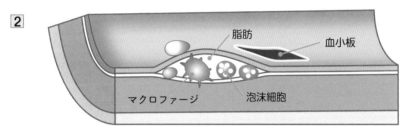

脂肪　　血小板

マクロファージ　　泡沫細胞

LDL-Cが酸化する。さらにマクロファージによって泡沫細胞に変化し、内膜の裏側に蓄積する。

3

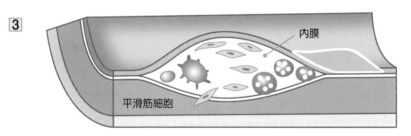

内膜

平滑筋細胞

このようにしてプラークが形成され、内膜は厚くなる。その結果、血管の内腔が狭くなる。

4

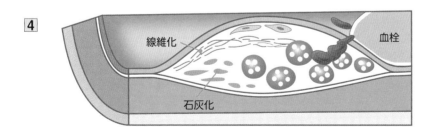

線維化　　血栓

石灰化

内膜で線維化や石灰化が起こり、血管の内膜がさらに厚くなる。また、血栓もできはじめる。

■ 収縮期血圧（上の血圧）

心臓が収縮。大動脈を通して血液が全身に送られる。

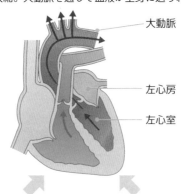

血管が
壁を押す
圧力が強い

大動脈

左心房

左心室

収縮期血圧が高いのが「収縮期高血圧」。

■ 拡張期血圧（下の血圧）

心臓が拡張。血液が末梢の血管に分配される。

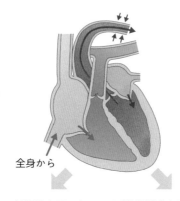

血管が
壁を押す
圧力が弱い

全身から

拡張期血圧が高いのが「拡張期高血圧」。

大動脈が硬化すると、収縮期血圧が上がり、拡張期血圧が下がる。その結果、両者の差が大きくなる。

大動脈が硬化すると、弾力を失って狭くなった（**血管狭窄**）血管内で血液が血管を押す圧力が上がり、その結果、収縮期血圧が高くなります（**収縮期高血圧**）。一方、拡張期には血液の量が減って血管を押す力が弱まるため、拡張期血圧は逆に下がります。その結果、上と下の血圧の差（脈圧）が大きくなるのです。これも、動脈硬化の特徴のひとつです。

また、脂質異常症（**高LDLコレステロール血症、低HDLコレステロール血症、高トリグリセリド血症**）も要注意です。脂質異常症になると、血管の壁にコレステロールの結晶が溜まって慢性炎症を引き起こします。その結果、血液が流れる内腔が狭くなります。この炎症がさらに進むと、血管内にコレステロールのかたまりである**プラーク**ができます。そしてプラークが破裂すると、そこに血栓ができます。その血栓が血流を妨げることで、心筋梗塞や脳梗塞が引き起こされるのです（→P108）。

低栄養で鉄分が不足し ヘモグロビンが減って貧血になる

高齢になると**貧血**も多くなります。血液は**血漿**と**血液細胞**（**血球**）で構成されています。血球には**赤血球、白血球、血小板**があり、赤血球には酸素を全身に送る**ヘモグロビン**というタンパク質が含まれています。貧血にはいくつか種類がありますが、高齢者の貧血の多くは、ヘモグロビンをつくる鉄分が加齢にともなう低栄養で不足する鉄欠乏性貧血です。

血管の断面

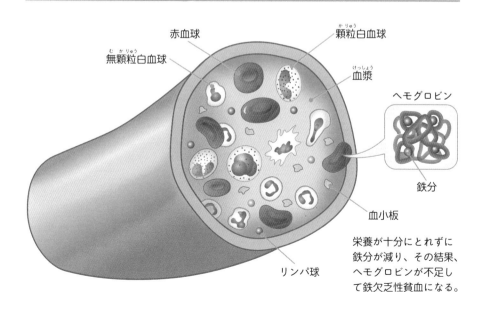

赤血球
無顆粒白血球
顆粒白血球
血漿
ヘモグロビン
鉄分
血小板
リンパ球

栄養が十分にとれずに鉄分が減り、その結果、ヘモグロビンが不足して鉄欠乏性貧血になる。

循環器系の老化
心肥大や不整脈などが増える

筋肉でできている心臓は、ほかの臓器の衰えをカバーするため、負担が増えて筋肉が肥大することがある。刺激伝導系が衰えて不整脈を引き起こす場合もある。

他臓器の衰えで心臓の負担が増加
心臓を形づくる細胞も減少する

循環器は、血液やリンパ液といった体液を全身に循環させるための器官の総称です。心臓・血管・リンパ管の3つが循環器にあたります。とくに**心臓**は、全身に血液を送るポンプのような役割を果たす重要な器官です。

心臓の構造を見てみると、4つの部屋に区切られていることがわかります。これが、**右心房、右心室、左心房、左心室**です。加齢にともない、心臓を動かす筋肉である心筋が大きくなります（**心肥大**）。これは、萎縮したりして衰えた他の臓器の働きをカバーしようとして全身に血液を送り出す心臓の負担が大きくなり、それを補うために心臓が大きくならざるをえないからといわれています。

とくに、もともと大きい左心室の心筋がさらに大きくなることで、**左室肥大**を起こします。いわゆる心肥大の多くは、この左室肥大です。左心室は**大動脈**につながっているため、全身に血液を送るポンプとして重要な役割をします。左室肥大によりポンプが十分に拡大・縮小せず、

また1回の拍動で送り出せる血液量も減ると、運動をしたときに血液を全身の器官に送る力が低下します。そのため加齢にともない、運動すると胸が苦しくなったり、息切れがしたりするのです。

また心臓の**拍動**を正しいリズムで行えるのは、右心房にある洞結節という部位からはじまる**刺激伝導系**という心筋細胞の働きによるものです。この働きのおかげで心臓に規則正しい電気信号が送られ、心臓が拍動しますが、加齢にともない刺激伝導系の心筋細胞が減少していき、拍動のリズムが乱れることになります。その結果、**不整脈**（→P111）が起きやすくなります。

さらに動脈硬化（→P58）や、心臓のまわりにある**冠動脈**が硬化していくことにより、虚血性心疾患（→P110）が起きやすい状態となっていきます。

心臓の加齢にともなう変化と虚血性心疾患は、心臓の機能を低下させます。最終的に、全身への血液による酸素の供給ができなくなる**心不全**の状態に移行していくことになるのです。

■ 心臓の構造と心肥大

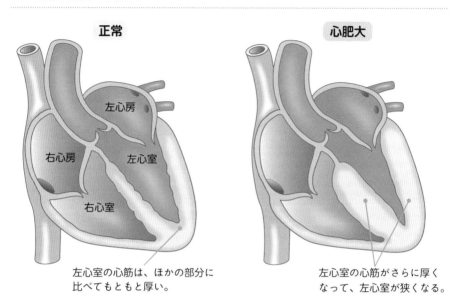

正常

左心房

右心房

左心室

右心室

左心室の心筋は、ほかの部分に
比べてもともと厚い。

心肥大

左心室の心筋がさらに厚く
なって、左心室が狭くなる。

■ 不整脈のしくみ

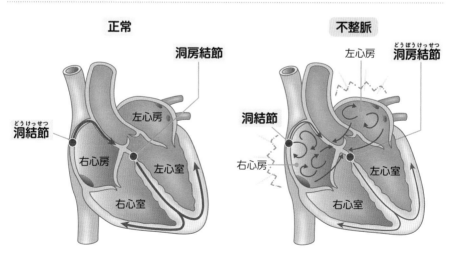

正常

洞房結節

左心房

どうけっせつ
洞結節

右心房

左心室

右心室

不整脈

左心房

どうぼうけっせつ
洞房結節

洞結節

右心房

左心室

右心室

洞結節からはじまる刺激伝導系が正常に
働き、正しい電気信号によって拍動する。

加齢で刺激伝導系の心筋細胞が減る。電気信
号を正しく伝えられなくなり、拍動が乱れる。

呼吸器系の老化
酸素を十分に取り込めなくなる

肺を構成する器官や呼吸を促す筋肉が衰えて、呼吸機能が低下する。また高齢になると、異物を排出するしくみである痰が出にくくなる症状が増えてくる。

筋肉や肺胞が衰えて
呼吸機能が低下する

呼吸器とは、呼吸をするときに空気をとりこみ、逆に放出する器官の総称です。鼻、のど（喉）、気管、気管支、肺がそれにあたります。とくに**肺**は、呼吸によって空気から酸素を取り入れ、体内から不要な二酸化炭素を送り出す**換気**という重要な機能を担っています。

呼吸は、息を吸う**吸気**と息を吐く**呼気**からなる動作です。肺は3億〜5億個の**肺胞**や肺気道などの器官で構成されていますが、呼吸動作は肺自体ではなく、肋骨に間にある**肋間筋**や、胸郭の下にあって肋骨や胸骨に付着するドーム状の**横隔膜**といった**呼吸筋**の伸び縮み（収縮）により行われます。加齢にともない、これらの筋肉量が減少することから、呼吸筋

呼吸のしくみ

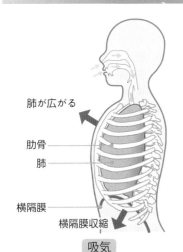

肺が広がる
肋骨
肺
横隔膜
横隔膜収縮

吸気

外肋間筋が働いて肋骨が上がり、肺が広がる。同時に横隔膜は縮んで収縮する。

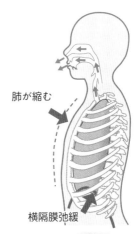

肺が縮む
横隔膜弛緩

呼気

内肋間筋が働いて肋骨が下がり、肺が縮む。同時に横隔膜は伸びて弛緩する。

の収縮活動も低下してしまいます。

　また肺胞自体も、加齢にともなって硬くなり、収縮活動が低下します。肺胞が硬くなるのは、長年の換気による活動で損傷と修復が繰り返され、やがて線維化（→P48）するからと考えられています。また、長期にわたる喫煙の習慣も肺胞の線維化に影響としていると考えられています。

　こうして呼吸筋や肺胞の働きが低下していくことで、呼吸機能も同じように低下していくことになるのです。

気道の老化で痰が出すぎたり 出にくくなったりする

　鼻から気管支までの空気の通り道を、**気道**といいます。気道には、**線毛**という細かい毛のような組織があります。鼻や口などから気道に異物が入ったときに、線毛がからめとって痰として排出するしくみになっています。しかし加齢にともない線毛の活動が低下することにより、痰が出にくくなります。

　一方で、高齢者のなかには、痰が絡む（のどにへばりつく）と訴える人もいます。とくに喫煙者の場合、気道の慢性炎症によって粘膜や組織の細胞が刺激され、痰を増加させているからとみられています。

　このような状態の背後には、気管支喘息や慢性気管支炎・肺気腫といった慢性閉塞性肺疾患（COPD）（→P114）のような病気が隠れていることもあり、注意が必要です。

肺胞の働き

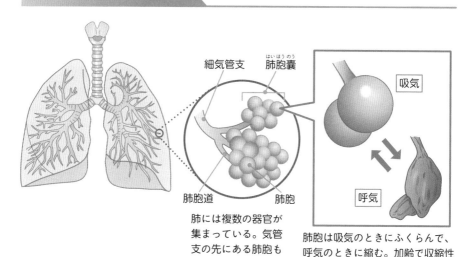

細気管支　肺胞嚢（はいほうのう）

吸気

肺胞道　肺胞

呼気

肺には複数の器官が集まっている。気管支の先にある肺胞もそのひとつ。

肺胞は吸気のときにふくらんで、呼気のときに縮む。加齢で収縮性が失われると、酸素を十分に取り込めなくなる。

消化器系の老化
機能低下が他の病気を引き起こす

各消化器は、粘膜の水分量が減ったり、器官を動かす筋力が弱まったりして機能が低下する。その結果、さまざまな病気を引き起こすリスクが高くなる。

口から肛門まで連なる
各消化管の老化

消化器は、食物を取り入れて消化し、必要な栄養を吸収して老廃物などを排泄するまでの働きを担う器官です。消化器は消化管とそれに付属する器官に分けられます。消化管には口、食道、胃、小腸、大腸、肛門、付属する器官には唾液腺、肝臓、胆嚢、膵臓があります。

加齢にともなう消化管の変化を順番に見ていきましょう。口では、唾液腺の萎縮と筋力や水分量の低下によって唾液の分泌が減り、内部（口腔）が乾燥します。唾液が十分に出ないと食物と混ぜて飲み込むことが難しくなり、嚥下障害から誤嚥性肺炎を引き起こすこともあります（→P132）。

食道では粘膜が萎縮し、食道括約筋の筋力が低下することから、胃食道逆流症（→P116）が起こりやすくなります。また、食物を胃に送るぜん動も弱くなります。

胃は食物を消化する重要な器官です。胃粘膜の萎縮により、消化液（胃酸）の分泌が低下します。また消化したものを

腸に送るぜん動も弱まります。胃粘膜の萎縮は、おもにヘリコバクター・ピロリ菌の感染が原因です（→P116）。萎縮が進むと、萎縮性胃炎という慢性炎症の状態になっていきます。

腸はおもに胃で消化した食物の栄養を吸収する器官です。とくに大腸のぜん動運動が弱くなったり、肛門括約筋などの筋力が低下したりすると、便秘になりがちです。また食物や水分の摂取量が減ることも、便秘の要因となります。

消化器の老化が
他の病気を引き起こすこともある

加齢にともなう衰えにより、腸の壁から袋状に突出した憩室ができることが多くなります。憩室に消化物が入り込むと細菌感染を起こし、憩室炎を起こすことがあります。

また消化器の機能低下は、胃がんや大腸がんといったがんのリスクを高めます（→P158）。そのほか緊急性を要する消化器系の病気には、腸閉塞や腹膜炎、急性胆嚢炎などがあります。これらは急に激しい腹痛を生じさせるため、急性腹症といわれています。

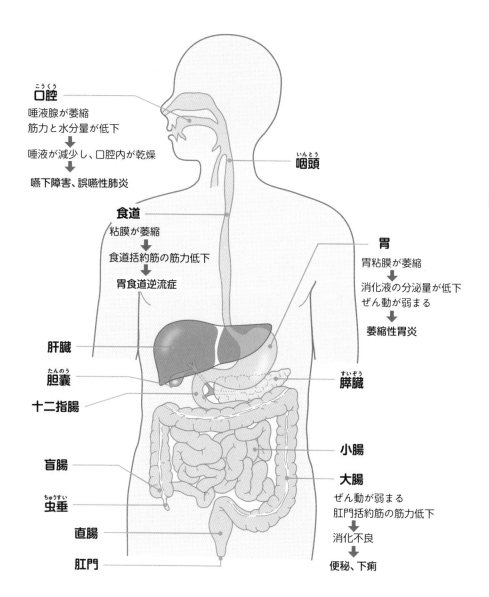

口腔（こうくう）
唾液腺が萎縮
筋力と水分量が低下
↓
唾液が減少し、口腔内が乾燥
↓
嚥下障害、誤嚥性肺炎

咽頭（いんとう）

食道
粘膜が萎縮
↓
食道括約筋の筋力低下
↓
胃食道逆流症

胃
胃粘膜が萎縮
↓
消化液の分泌量が低下
ぜん動が弱まる
↓
萎縮性胃炎

肝臓

胆嚢（たんのう）

十二指腸

膵臓（すいぞう）

盲腸

小腸

虫垂（ちゅうすい）

大腸
ぜん動が弱まる
肛門括約筋の筋力低下
↓
消化不良
↓
便秘、下痢

直腸

肛門

PART 2
消化器系の老化

67

内分泌・代謝系の老化
甲状腺機能低下による老化現象

機能が低下するとさまざまな症状を引き起こす甲状腺と、高血糖、糖尿病につながる膵臓、代謝に大きな役割を果たす肝臓に焦点を当てる。

ホメオスタシスを維持する内分泌
栄養をエネルギーに変える代謝

　内分泌とは、ヒトの身体の中で伝達される内外の情報に対応して分泌されたホルモンが血液循環によって全身に運ばれ、身体の状態を適切な状態に整えること（**ホメオスタシスの維持**）をいいます。

　一方、**代謝**は食物などを身体に取り込んで栄養を胃や腸などの消化器で吸収し、細胞内でエネルギーに変える一連の働きのことです（→P32）。ホルモンの分泌が代謝を調整する役割を担うため、両者は密接にかかわっています。

　ホルモンを分泌する器官の機能も、加齢とともに衰えます。とくにのどのあたりにある甲状腺は、基礎代謝を調節する甲状腺ホルモンを分泌する重要な器官です。高齢者には慢性甲状腺炎である**橋本病**を発症し、その結果、**甲状腺機能低下症**になるケースが多くみられます。甲状腺機能が低下すると、各臓器の機能や筋力の低下やもの忘れといった精神症状がみられるようになり、多くのいわゆる老化現象を示すようになります。

　また性ホルモンの分泌の減少は、更年期障害をはじめとしたさまざまな症状につながります（→P128）。

代謝の機能を担う
肝臓と膵臓の老化

　代謝に大きな役割を果たしている器官が**肝臓**と**膵臓**です。肝臓は、食物から摂取した糖質を**グルコース（ブドウ糖）**として全身に送ります。グルコースは、エネルギー源として利用されます。一方の膵臓は肝臓でのグルコースの代謝を促すホルモンであるインスリンを分泌し、血糖値をコントロールします。膵臓の機能が低下して血糖値のコントロールが効かなくなると**高血糖**に、それが慢性化すると**糖尿病**になります（→P112）。

　また**脂質異常症**は、過食、運動不足といった生活習慣や肥満により脂質が代謝できなくなり、血液中の**LDLコレステロール（悪玉コレステロール）**や**トリグリセライド（中性脂肪）**が高い症状です。これを放置すると動脈内にコレステロールのかたまりであるプラークができ、さらに動脈硬化へと進み、虚血性心疾患などの原因にもなります（→P110）。

甲状腺機能低下症

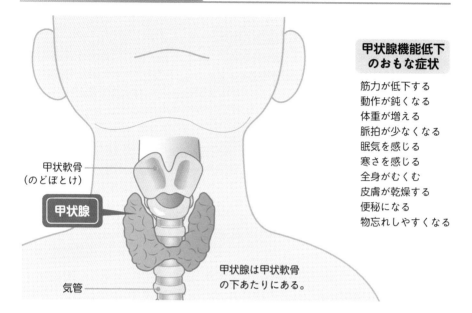

甲状軟骨
（のどぼとけ）

甲状腺

気管

甲状腺は甲状軟骨
の下あたりにある。

甲状腺機能低下
のおもな症状

筋力が低下する
動作が鈍くなる
体重が増える
脈拍が少なくなる
眠気を感じる
寒さを感じる
全身がむくむ
皮膚が乾燥する
便秘になる
物忘れしやすくなる

肝臓と膵臓の働き

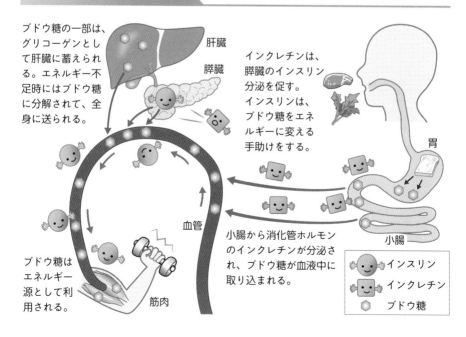

ブドウ糖の一部は、グリコーゲンとして肝臓に蓄えられる。エネルギー不足時にはブドウ糖に分解されて、全身に送られる。

肝臓

膵臓

インクレチンは、膵臓のインスリン分泌を促す。インスリンは、ブドウ糖をエネルギーに変える手助けをする。

胃

ブドウ糖はエネルギー源として利用される。

血管

筋肉

小腸から消化管ホルモンのインクレチンが分泌され、ブドウ糖が血液中に取り込まれる。

小腸

インスリン
インクレチン
ブドウ糖

69

腎・泌尿器系の老化
尿のトラブルや腎臓障害に

腎臓の老廃物の濾過機能が低下すると、尿がつくられなかったり、タンパク尿になったりする。また膀胱の衰えは、頻尿や尿失禁といった排尿障害を引き起こす。

尿をつくる糸球体が硬化して腎臓の機能障害を引き起こす

泌尿器とは、**腎臓**、尿管、**膀胱**、尿道の総称です。身体の中の老廃物は血液によって腎臓に運ばれます。腎臓の中には毛細血管が球形になった**糸球体**という部分があります。そこで血液を濾過して、尿のもとになる「原尿」がつくられます。原尿は尿管を通る間に水分などを吸収されたのち、尿として膀胱にいったん貯まって尿道から排泄されます。

加齢にともない糸球体は硬くなっていき、血液を濾過する機能が低下していきます。その結果、腎臓の機能が低下して尿がつくられにくくなります。また、正常では濾過されないタンパク質が、尿中に排出されるタンパク尿の原因になることもあります。

なお、糸球体で時間あたり（指標では1分）に濾過される血液の量を、**糸球体**

腎臓の糸球体

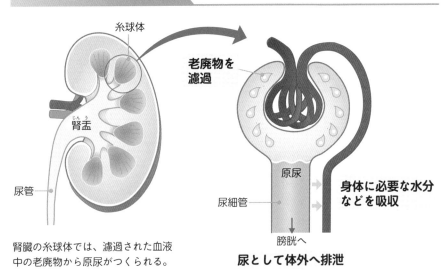

老廃物を濾過

腎盂

尿管

原尿

尿細管

膀胱へ

身体に必要な水分などを吸収

尿として体外へ排泄

腎臓の糸球体では、濾過された血液中の老廃物から原尿がつくられる。

濾過量（GFR）といいます。この数値が低下していたり、タンパク尿などの腎臓機能の障害が3ヶ月以上続いていたりする場合は、**慢性腎臓病（Chronic Kidney Disease：CKD）**と診断されます。CKDは成人の8人に1人がかかるといわれ、高齢になるにしたがい増加し、80代になると50%がかかっています。

高齢者のCKDの場合、**高血圧**や**脂質異常症**、**糖尿病**といった**生活習慣病**の合併も多くなります。これは心臓から全身に送られる血液量全体の1/5が腎臓に流れ込むため、腎臓には血管が非常に多く、生活習慣病による血管障害が腎機能の低下に大きく影響するからです。

腎機能自体は薬などで改善することができないため、おもに合併症の治療をしながら悪化を防ぐことになりますが、

CKD末期になると**人工透析**が必要になります。透析（血液透析）は、体内の血液をいったん外に出して透析器を通過させ、不要な老廃物や水分を取り除いたあと、きれいになった血液を体内に戻す方法です。1度に数時間かかり、週に複数回受ける必要があるため、著しく生活の質を下げることにつながります。

膀胱の老化が頻尿や尿失禁の原因になる

膀胱も加齢にともない、筋肉の線維化（→P48）などが原因で硬くなります。これにより膀胱に溜めておくことができる尿の量が低下すると、頻繁に排尿したくなる**頻尿**や、トイレまで我慢できず漏らしてしまう**尿失禁**といった**排尿障害**の原因にもなります。また尿道は前立腺に近いため、**前立腺肥大**の影響も受けます（→P126）。

頻尿のしくみ

正常時の膀胱

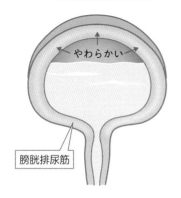

膀胱排尿筋がやわらかいと、ある程度の量の尿を蓄えることができる。

頻尿時の膀胱

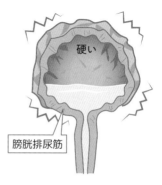

加齢で膀胱排尿筋が硬くなると、蓄えられる尿の量が少なくなる。

免疫系の老化
抗体をつくる力が低下する

免疫には、生まれ持った自然免疫と、病原体の抗原を身体に取り込んで抗体をつくる獲得免疫がある。とくに獲得免疫は、加齢にともなって機能が衰える。

身体に侵入した病原体を
攻撃する免疫の機能

免疫とは、侵入してきた病原菌などの異物に対して、病気を免れるために身体が起こす正常な反応のことです（→P34）。免疫には、**自然免疫**と**獲得免疫**の2種類があります。

自然免疫は生物がもともともっている免疫のしくみで、白血球の一種である樹状細胞、マクロファージ、好中球といった**食細胞**が、侵入してきた病原体を飲み込んで分解する**食作用**が中心です。

獲得免疫は生まれもっているものではなく、病原体などの**抗原**を身体に取り込むことによって、**抗体**を獲得して特定の病原体を攻撃するようになるしくみです。このしくみを利用したのが予防接種（ワクチン）です。抗原を体内に取り込むことで抗体を獲得し、病原体から守るようにしているのです。

獲得免疫のほうが
加齢で衰えやすい

自然免疫と獲得免疫のうち、加齢にともなって機能が顕著に低下していくのは獲得免疫だといわれています。獲得免疫

では、白血球の成分のひとつであるリンパ球の一種・T細胞が抗体をつくる指令を出し、B細胞が実際に抗体をつくります。T細胞は**胸腺**という部位でつくられていますが、加齢にともない胸腺が萎縮し、T細胞も減少してしまいます。T細胞の減少はB細胞にも影響を及ぼし、獲得免疫の機能が低下するのです。

獲得免疫ほどではありませんが、自然免疫も衰えます。食細胞の数自体は減らないものの、加齢によって食作用の機能が低下するため、総じて免疫機能が低下していくからです。

免疫機能が低下すると、さまざまな**感染症**にかかりやすくなり、また重症化しやすくなります。高齢者には新型コロナウイルス（COVID-19）の重症化リスクがあり、ワクチンの効果が出る（免疫を獲得する）までに時間がかかるため、優先的接種がされているのです。また、免疫機能は炎症反応をコントロールする機能も担うため、炎症のブレーキが効かずに**慢性炎症**が起き、さまざまな病気の原因になるリスクが高まることにもつながります（→P37）。

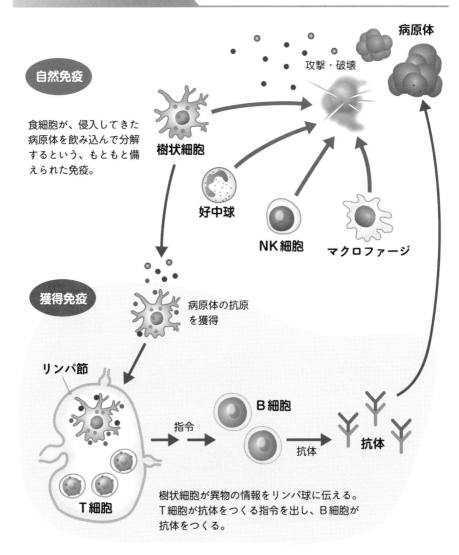

自然免疫

食細胞が、侵入してきた病原体を飲み込んで分解するという、もともと備えられた免疫。

樹状細胞

好中球

NK細胞

マクロファージ

攻撃・破壊

病原体

獲得免疫

病原体の抗原を獲得

リンパ節

T細胞

指令

B細胞

抗体

抗体

樹状細胞が異物の情報をリンパ球に伝える。T細胞が抗体をつくる指令を出し、B細胞が抗体をつくる。

PART 2 免疫系の老化

NK細胞の「NK」とは？

NK細胞は、ナチュラル・キラー（natural killer）細胞の略です。「生まれながらの殺人者」の名の通り、身体中をパトロールしながら、病原体を見つけ次第攻撃します。"生まれながら"ですから、もちろん"自然免疫"のひとつだということがわかりますね。

自律神経も老化する

**交感神経と副交感神経が
身体内を正常に保っている**

　近年、テレビ番組や雑誌の特集などで、**自律神経**ということばを目にする機会が増えてきました。自律神経は私たちの身体のどこにあって、どのような働きをする神経なのでしょうか。

　ここで簡単に、神経の種類についておさらいしておきます。神経は、司令を出す中枢神経と、全身の必要な場所に司令を伝える末梢神経にわかれます。その末梢神経は、体性神経と自律神経にわかれます。おもに運動にかかわるのが体性神経で、内臓の機能をコントロールするのが自律神経です。そして、自律神経はさらに**交感神経**と**副交感神経**にわけることができます。

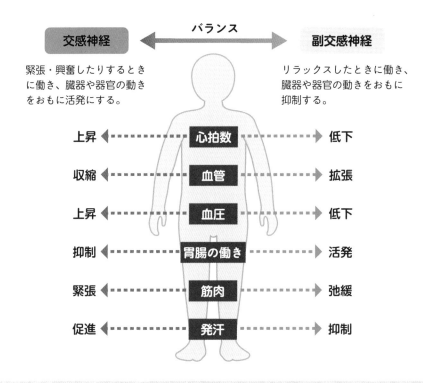

交感神経と副交感神経は互いに相反する働きをします。わかりやすく表現するなら、交感神経が「緊張・興奮」させる働きをするのに対し、副交感神経が「弛緩・リラックス」させる働きをします。そして両者がうまくバランスをとることで、身体内が正常に機能しているのです。

　自律神経は、自らの意志で動かすことができません。一方で、眠っている間も休みなく働いて体温や血圧、発汗、ホルモン分泌などを調整し、生命を維持してくれています。私たちが気づかないところで寡黙に働く、縁の下の力持ちのような存在なのです。

「なんとなく調子が悪く」なる自律神経の不調

　自律神経は、脊髄を起点にして全身に張りめぐらされています。そのため、加齢にともなう椎間板ヘルニアや脊柱管狭窄症などで脊髄が圧迫されると、自律神経も影響を受けます。

　また、自律神経自体の老化でとくに副交感神経の機能が低下し、その結果、交感神経が優勢な状態になり、疲れやすさやのぼせ、冷えなどのさまざまな症状を引き起こすことは、PART2で述べた通りです。

　ところで自律神経とセットで語られることが多い用語に**自律神経失調症**があります。一般的に、ストレスなどが原因で、自律神経である交感神経と副交感神経のバランスが崩れて出るさまざまな症状のことをいいます。じつは自律神経失調症は正式な病名ではなく、「どことはいえないが、なんとなく調子が悪い」という症状を総称して、このように呼んでいるのです。

　ストレスの多い現代社会では、子どもから高齢者まで幅広い年代がこの症状に見舞われますが、年代によって症状は少しずつ異なります。65歳以上になると自律神経自体が老化することで内臓への司令が伝わりにくくなり、また臓器や器官の老化が重なって、中年期までにみられていた症状が悪化しやすくなるとされています。

　自律神経のメカニズムはまだわかっていないことも多く、治療は対症療法が中心になります。それでも、これといった病気でもないのに「なんとなく調子が悪い」と気になるようなら、早めにかかりつけの医師の診察を受けるようにしましょう。

「時差ボケ」はリズムの乱れ

地球の自転に合わせた
サーカディアン・リズム

　私たちは夜になると自然に眠くなり、朝になると目が覚めて活動を開始します。地球が1日24時間で1回転し、それにともなって外界のさまざまな現象（日照や気温の変化など）も24時間周期で変化するため、ヒトの身体のリズムもその周期に同期するようになったのです。これを**サーカディアン・リズム（概日リズム）**といいます。サーカディアン・リズムを刻んでいるおかげで、体温やホルモン分泌などが規則的に変化し、身体内が正常に保たれています。

　サーカディアン・リズムは、1日中明るい環境下でも働きます。このことから、外部環境の影響を受けなくても、身体内に「時計のような機構」があることが明らかになりました。これを**体内時計（生物時計）**と呼んでいます。体内時計は全身にありますが、その「中枢（コントロールセンター）」は脳の視床下部の視交叉上核にあります。そして、体内時計の正体が**時計遺伝子**という遺伝子のひとつで、時計タンパクという物質を生成することで、体内リズムを調整していることがわかってきました。

　サーカディアン・リズムを概念的に示すと、波のように一定のリズムで上下動を繰り返します。しかし、昼夜逆転の生活をして夜間に光を浴び続けたり、時差の大きい外国に出かけたりすると、上下動のリズムが崩れ、眠れなくなったり、時差ボケになったりします。なお、サーカディアン・リズムが地球の自転の24時間に近ければ近いほど、寿命が長くなるという動物実験による研究結果もあります。

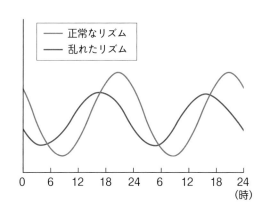

PART3

各器官の老化

PART3のコンテンツ

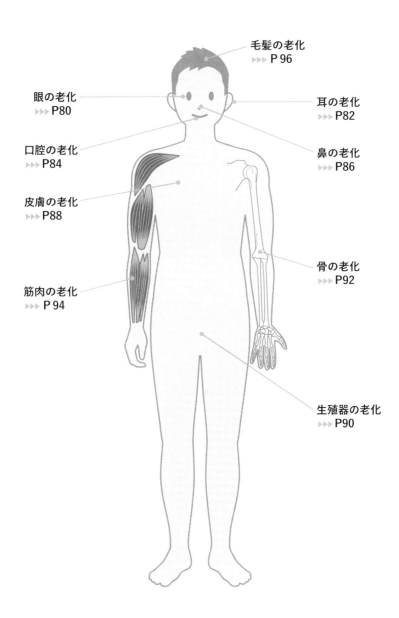

毛髪の老化
▶▶▶ P 96

眼の老化
▶▶▶ P80

耳の老化
▶▶▶ P82

口腔の老化
▶▶▶ P84

鼻の老化
▶▶▶ P86

皮膚の老化
▶▶▶ P88

骨の老化
▶▶▶ P92

筋肉の老化
▶▶▶ P 94

生殖器の老化
▶▶▶ P90

キーワード

老眼

近くのものを見たときに焦点を合わせることができない状態のこと。眼の水晶体を動かす毛様体の筋肉細胞が減少し、水晶体の厚みの調整ができなくなることで起こる。

プラーク（歯垢）

食べものの残りカスが歯の表面について細菌が発生。その細菌が繁殖してできたかたまりのことをいう。歯を磨かないと、食後8時間程度でプラークができるといわれている。

メラニン

肌や毛髪を黒色にする色素のこと。メラノサイトという色素細胞でつくられる。紫外線に長い間さらされるとメラニンを過剰につくり出してしまい、色素が沈着するとしみになる。

コラーゲン

皮膚や腱、軟骨などを構成する繊維状のタンパク質のこと。人体のタンパク質全体の約30％を占める。皮膚のコラーゲンの場合、加齢で量が減ってしまうと、しわの原因になる。

テストステロン

睾丸や副腎から分泌される男性ホルモンのひとつ。骨や筋肉の生成、ヒゲなどの体毛の増強、生殖機能の向上などにかかわる。女性も産生するが、量は少ない。

エストロゲン

卵胞ホルモン。卵巣から分泌される女性ホルモンのひとつ。乳房の成長や子宮・膣の発育などを促し、妊娠や出産に深くかかわる。40代になると、分泌量が減少していく。

ロコモ

ロコモティブシンドロームの略。加齢にともなう筋力の低下や関節や脊椎の病気、骨粗鬆症などで運動器の機能が衰えて、要介護や寝たきりになってしまったりすること。

毛周期

毛が抜け変わるサイクルのこと。成長期（早期）→成長期（中期）→成長期（後期）→退行期→休止期→成長期（早期）……を繰り返している。この乱れが脱毛症などにつながる。

眼の老化
近くにピントが合わず老眼に

眼の加齢の代表的な症状は、水晶体の調整がきかなくなる老眼や、それにともなう眼精疲労。また高齢者には、白内障と緑内障といった眼疾患も多い。

老眼は眼の水晶体と
毛様体の老化が原因になる

眼は視覚を司る器官で、機能はカメラに似ています。レンズの働きをするのが角膜と**水晶体**です。瞳孔（黒目）の大きさを調整する虹彩（茶目）のまわりにある**毛様体**という筋肉が動き、光の量がカメラの絞りのように調節され、焦点（ピント）を合わせます。光は眼球の裏側に

ある網膜で画像情報になり、視神経を通じて電気信号として脳に伝えられます。

加齢にともなう眼の老化の代表例が**老眼**です。簡単にいうと、老眼は近くのものを見たときに焦点を合わせることができない状態です。加齢にともない、水晶体は弾力を失って硬くなります。近くに焦点を合わせるときに水晶体は厚くなりますが、弾力がなくなっていると十分な

眼の構造

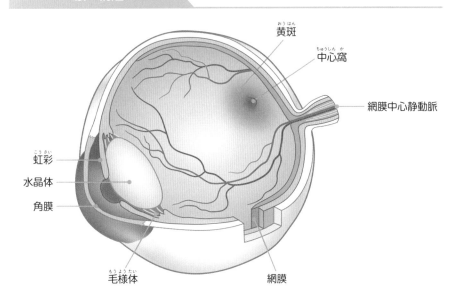

黄斑

中心窩

網膜中心静動脈

虹彩

水晶体

角膜

毛様体

網膜

厚みになりません。また、水晶体を動かす毛様体でも筋肉細胞が減少し、水晶体の厚みの調節がうまくできなくなっていきます。これが老眼の原因です。

老眼は40代から始まるとされ、はじめはあまり自覚症状がありません。そのため、長時間眼を使う仕事や読書などの際に近くのものに焦点を合わせようと無理をして、眼の疲れや頭痛、肩こりといった**眼精疲労**の症状があらわれることがあります。その後、近くのものに眼の焦点が合わせにくくなり、眼の前のものを遠ざけるなどして、どうにか焦点を合わせるようになります。

なお、**老眼鏡**は近距離に焦点を合わせるレンズが入った眼鏡です。現在は遠近両用レンズなど、さまざまな種類の老眼用眼鏡があります。

白内障と緑内障だけではない 高齢者に多い眼疾患

高齢者に多い眼疾患が**白内障**と**緑内障**です。この2つの疾患については、PART4（→P118）で詳しく解説します。そのほか、網膜の**加齢黄斑変性**があります。加齢黄斑変性は加齢とともに網膜に老廃物が溜まることによって網膜の中心にある黄斑が支障をきたす病気で、ものが歪んで見えたり視力が低下したりして、最終的には失明の原因にもなりえます。滲出型と萎縮型の2種類があり、滲出型は進行が早く、早期に検査と治療を行う必要があります。萎縮型はゆっくり進行するため、禁煙やバランスのよい食生活を心がけ、経過観察を行います。

老眼のしくみ

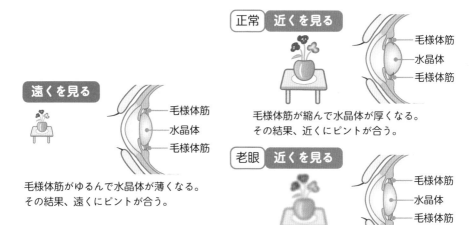

正常 **近くを見る**

毛様体筋
水晶体
毛様体筋

毛様体筋が縮んで水晶体が厚くなる。
その結果、近くにピントが合う。

遠くを見る

毛様体筋
水晶体
毛様体筋

毛様体筋がゆるんで水晶体が薄くなる。
その結果、遠くにピントが合う。

老眼 **近くを見る**

毛様体筋
水晶体
毛様体筋

水晶体の弾力がなくなる。また毛様体の働きが衰えて水晶体の厚みの調整がうまくいかず、近くのものにピントが合わなくなる。

耳の老化
音を感知する能力が衰えて難聴に

振動である「音」は、耳の複数の器官を通して情報として脳に伝わる。加齢にともない振動を感知する組織が減ったり弱まったりして、音が聞こえにくくなる。

有毛細胞の数が減ることで音が聞こえにくくなる

耳は聴覚を司る器官です。空気の振動である音は、耳の入口である耳介（耳たぶ）を経由して耳の穴である外耳道を通り、鼓膜に伝わります。音による鼓膜の振動は近くにある耳小骨によって約20倍に増幅され、その振動が蝸牛の中にあるリンパ液に伝わり、波が生じます。蝸牛の中心には基底膜という部位があり、そこに振動を感知する有毛細胞があります。有毛細胞への刺激が神経伝達物質を放出し、蝸牛神経を通じて音の情報として脳に伝わるのです。

加齢にともなって「耳が遠くなる」ことを加齢性難聴、または老人性難聴といいます。難聴になるのは、蝸牛の有毛細胞が加齢にともなって減少したり、有毛細胞の毛が少なくなったりして、音の情報となる振動の感知能力が低下するためと考えられています。加齢による難聴は、40代以降に高音域の音が聞き取りにくくなることから始まります。60代になると軽度難聴といわれるレベルにまで聞

難聴のレベル

軽度難聴 （25〜40dB 未満）	中度難聴 （40〜70dB 未満）	高度難聴 （70〜90dB 未満）	重度難聴 （90dB 以上）
小声での会話が聞き取りにくい	普通の会話が聞き取りにくい	耳元に口を近づけないと聞こえない	ほとんど聞こえない

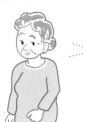
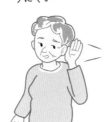
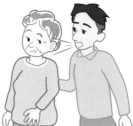
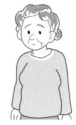

き取れない音域が増える人が多くなります。そして、65～74歳では3人に1人、75歳以上では2人に1人が難聴になると考えられています。

　難聴になると、周囲の人々とコミュニケーションをとることが難しくなります。そして、抑うつ状態や社会的孤立状態になり、音による情報量が少なくなって脳の機能が低下することもあります。また、難聴は認知症の最大のリスク因子であるという報告もあります。補聴器をつけたり手術で人工内耳を埋め込んだりして聴く能力を補うことが、生活の質を保つことにつながります。

耳の老化が原因で平衡感覚が低下する

　耳には体の**平衡感覚**（バランス）を保つという、もうひとつの大きな役割があります。耳の奥には蝸牛のほか、**三半規管**と**前庭**という部位があります。この部位がバランスをとる働きをしています。

　前庭には平衡感覚を保つための感覚細胞がありますが、これも加齢にともない減少します。ヒトは耳の平衡感覚と、眼からの情報、足の裏の感覚の3つでバランスをとっているため、それぞれが加齢により衰えると、転倒などの危険性も増すことになります。

音が伝わるしくみと有毛細胞の老化

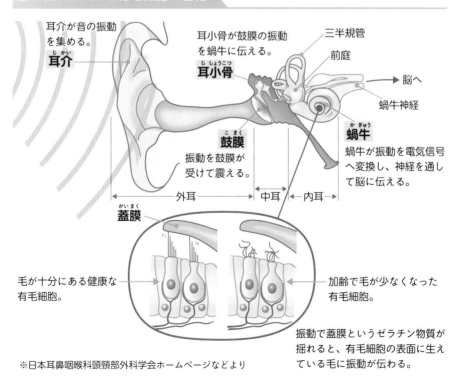

耳介が音の振動を集める。
耳介（じかい）

耳小骨が鼓膜の振動を蝸牛に伝える。
耳小骨（じしょうこつ）

三半規管
前庭
→ 脳へ
蝸牛神経

鼓膜（こまく）
振動を鼓膜が受けて震える。

蝸牛（かぎゅう）
蝸牛が振動を電気信号へ変換し、神経を通して脳に伝える。

外耳　中耳　内耳

蓋膜（がいまく）

毛が十分にある健康な有毛細胞。

加齢で毛が少なくなった有毛細胞。

振動で蓋膜というゼラチン物質が揺れると、有毛細胞の表面に生えている毛に振動が伝わる。

※日本耳鼻咽喉科頭頸部外科学会ホームページなどより

83

口腔の老化
虫歯や歯周病になりやすくなる

虫歯は年齢を問わずできるが、加齢にともない歯を覆うエナメル質がすり減るとより虫歯になりやすくなる。歯周病や嚥下障害、味覚障害とともに、食生活に影響する。

虫歯や歯周病も
歯や歯茎の老化が原因のひとつ

　口腔は**歯**、**歯周組織**、**舌**、**唾液腺**などで構成されていて、食物を取り入れて飲み込む（嚥下する）機能を担います。また声を発してことばでコミュニケーションをするという、ヒトならではの機能ももっています。加齢にともない、歯は**虫歯（う蝕）**と**歯周病**により失われていきます。

口腔の構造

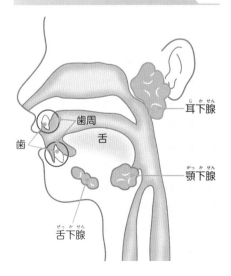

耳下腺

歯周

歯

舌

顎下腺

舌下腺

　虫歯は歯垢（プラーク）の細菌が糖質から酸をつくり、歯の表面を溶かすことでできます。加齢により歯の表面を覆う硬いエナメル質がすり減ると、さらに虫歯になりやすくなります。

　また歯茎が萎縮することで歯と歯茎の間にすき間ができ、歯や歯の根元に細菌が入り込むと、歯茎や歯を支える骨を溶かします。これが歯周病です。唾液には歯の洗浄効果がありますが、唾液腺の萎縮で口腔が乾燥しているとその効果が薄れて、虫歯や歯周病になりやすくなります。さらに免疫力の低下も、感染症である虫歯や歯周病の悪化につながります。

　虫歯や歯周病が悪化すると、歯科で抜歯せざるを得なくなり、ものを噛む機能が低下します。その結果、食生活に影響が及び、十分な栄養をとれない低栄養のリスク因子にもなります。また低栄養は筋肉量の減少にもつながり、フレイル（→P194）の原因にもなります。

舌のほとんどは筋肉
老化すると嚥下障害につながる

　舌には歯とともに口腔に取り入れた食物をこね、唾液と混ぜて飲み込む機能が

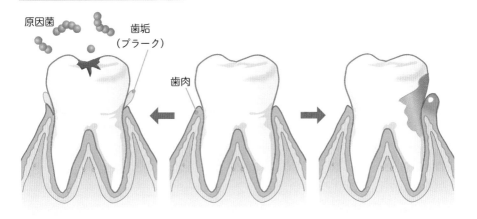

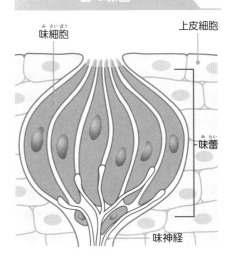

虫歯	健康な歯周	歯周病
歯垢（プラーク）の中で虫歯の原因となる菌が繁殖。細菌が糖質から酸をつくり、歯の表面を溶かす。	歯と歯肉の間に歯垢がこびりつかないようにすることが大切。歯垢は食べかすではなく、細菌の集合体のこと。	歯垢（プラーク）の中で繁殖した菌が歯茎や歯を支える骨を溶かし、炎症を引き起こす。

あります。舌はおもに筋肉で構成されています。加齢にともなう筋力低下によって舌の機能が低下し、唾液の量も減るので、ものを飲み込むことが難しくなって嚥下障害の原因になります（→P132）。

また舌には、食物を味わうという機能もあります。舌の表面には**味蕾**という部分があり、味蕾には**味細胞**が集まっています。高齢になると、味細胞自体が老化するだけでなく、味細胞の再生に必要な亜鉛が不足します。そして味細胞が減少すると、味を薄く感じたり、まったく感じなかったり、口の中がいつも苦いといった**味覚異常**が起きることがあります。味覚異常もまた食生活への影響が大きく、低栄養の危険性が高くなります。

舌の味蕾

味細胞

上皮細胞

味蕾

味神経

老化と嗅覚の研究は、まだこれから

嗅覚の低下は、匂いの情報を脳に送る役割を果たす細胞の衰えだと考えられている。しかし、生活習慣の影響や認知症との関連を含め、未知の部分が多い。

嗅細胞の再生能力が失われ匂いを感じにくくなる

鼻は呼吸をしたり、匂いを感じたりするための器官です。とくに、匂いを感じる**嗅覚**は重要な感覚です。匂いをかぐことで食物の風味も感じられることから、味覚とも密接な関係にあります。

では、鼻はどうやって匂いを感じているのでしょうか。空気中の化学物質を、鼻の穴（鼻腔）の奥の粘膜上部にある嗅部（嗅上皮）が感知したものが匂いです。匂いは嗅部の嗅小毛という部位から**嗅細胞**を通って嗅神経に到達し、**嗅球**を通じて情報として脳の嗅覚中枢にシグナルとして届けられます。

加齢にともない、嗅覚も機能が低下します。大きな原因は、嗅細胞の再生能力が失われるためだと考えられています。これにより、60代以降に嗅覚が低下していくことがわかっています。

また、喫煙などの生活習慣や、肥満や動脈硬化、糖尿病といった生活習慣病が嗅覚障害にかかわっているという研究もありますが、明確な因果関係はわかっていません。

嗅覚と脳神経疾患には関連があるという研究も

高齢者に多い病気に起因する嗅覚障害として注目されているのが、**認知症**や**パーキンソン病**などの脳神経疾患です。

アルツハイマー型認知症では、おもにもの忘れなどの記憶の障害が目立ちます。脳の記憶を司る**海馬**という部位が萎縮するためと考えられていますが、嗅覚を感じる嗅覚野という部位は海馬の近くにあり、そのためアルツハイマー型認知症の初期症状として、嗅覚障害があらわれることがあると考えられています。

またパーキンソン病では、約8割に嗅覚障害がみられるという研究もあります。パーキンソン病の原因となるレビー小体（→P104）は**αシヌクレイン**というタンパク質が異常に集まってできると考えられています。このαシヌクレインは嗅球に集まりやすいため、パーキンソン病は初期の段階から嗅覚障害が起きやすいという研究もあります。

嗅覚は比較的最近になってメカニズムがわかってきた感覚です。不明な部分も多く、さらなる研究が期待されます。

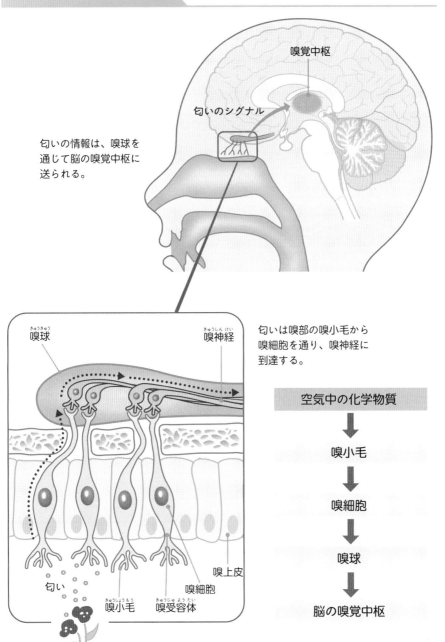

嗅覚中枢

匂いのシグナル

匂いの情報は、嗅球を
通じて脳の嗅覚中枢に
送られる。

匂いは嗅部の嗅小毛から
嗅細胞を通り、嗅神経に
到達する。

嗅球
きゅうきゅう

嗅神経
きゅうしん けい

嗅上皮

匂い

嗅細胞

嗅小毛
きゅうしょうもう

嗅受容体
きゅうじゅ ようたい

空気中の化学物質

⬇

嗅小毛

⬇

嗅細胞

⬇

嗅球

⬇

脳の嗅覚中枢

PART 3

鼻の老化

87

皮膚の老化
生理的な老化と紫外線による光老化

皮膚を構成する組織の水分が老化によって減り、乾燥して「しわ」ができるのが生理的老化。そして、紫外線の影響で「しみ」ができるのが光老化。

**皮膚に必要なタンパク質や
ヒアルロン酸の量が減る**

皮膚は、**表皮**、**真皮**、**皮下組織**の3層で構成されており、タンパク質をはじめとした、さまざまな物質と細胞で成り立っています。加齢にともない皮膚には**しわ**や**しみ**ができますが、それらの皮膚の老化現象は加齢による**生理的老化**と、紫外線による**光老化**に大別されます。

皮膚の生理的老化では、皮脂、セラミドなどの細胞間脂質、尿素などの天然保湿因子の不足から表皮のいちばん外側にある**角質**の水分量が減少し、また表皮の皮脂腺や汗腺の機能が低下することで、皮膚が乾燥します。

また表皮の内側にある真皮には、**エラスチン**や**コラーゲン**といったタンパク質があります。そして、そのすき間を粘り

皮膚の生理的老化

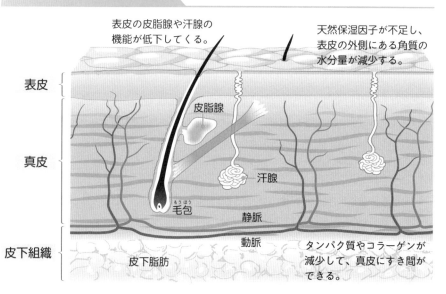

表皮の皮脂腺や汗腺の
機能が低下してくる。

天然保湿因子が不足し、
表皮の外側にある角質の
水分量が減少する。

表皮

真皮

皮下組織

皮脂腺

汗腺

毛包

静脈

動脈

皮下脂肪

タンパク質やコラーゲンが
減少して、真皮にすき間が
できる。

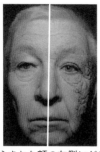

紫外線にさらされた顔の左側にだけ、しわができている。

April 19, 2012 N Engl J Med 2012 ; 366 : e25
DOI : 10.1056/NEJMicm1104059

気のある**ヒアルロン酸**が埋めて水分を維持し、肌の弾力を保っています。しかし、タンパク質もヒアルロン酸も加齢にともない減少することで真皮の中にすき間ができて弾力が失われ、その結果しわができるのです。

紫外線がしわの原因になる 光老化

　皮膚の光老化は、紫外線によって真皮のエラスチンやコラーゲンを生成する細胞（線維芽細胞）が破壊され、しわの原因となる現象です。また表皮には角化細胞があり、ここに紫外線があたることによって細胞から炎症性サイトカインが分泌され、コラーゲンやエラスチンを破壊する酵素が出ると考えられています。つまり、紫外線による**慢性炎症**がしわの原因と考えられているのです。

　これを示唆する有名な写真があります。28年間トラック運転手をしてきた男性には、左ハンドルのトラックの車窓から光（紫外線）が射し込む左側のみ、多くのしわができてしまっています。

　しみも光老化が原因と考えられています。表皮には**メラニン**という色素が含まれます。メラニンは本来、紫外線から表皮の角化細胞の核を守るためにあります。メラニンをつくる**メラノサイト**という細胞は長年紫外線にさらされることによって異常が生じ、色素であるメラニンを過剰につくり出してしまいます。その結果、色素が沈着してしみになるのです。

PART 3 皮膚の老化

しみができるしくみ

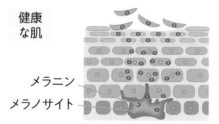

健康
な肌

メラニン
メラノサイト

メラノサイトから分泌されたメラニンが、紫外線から皮膚を守る。役目を終えたメラニンは、皮膚の新陳代謝で排出される。

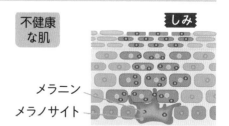

不健康
な肌

しみ

メラニン
メラノサイト

紫外線に長い間さらされると、メラニンが過剰に分泌。その結果、排出しきれなかったメラニンが肌の内部に残り、沈着する。

生殖器の老化
性ホルモンの分泌が低下する

男性ホルモンのテストステロン、女性ホルモンのエストロゲンは加齢とともに減少するが、その進行は男女で違いがある。また、生殖器自体も機能が低下する。

男性ホルモンの分泌が減少し性欲が減退する

生殖器は、加齢によるホルモンの影響を大きく受けて老化していきます。

男性ホルモンである**テストステロン**は95%が精巣から分泌され、残り5%は副腎などから分泌されます。テストステロンの分泌は20代がピークであり、以降は個人差があるものの、徐々に減少していくといわれています。テストステロンの減少は、生殖機能を維持するための性的欲求の弱まりにも関係しています。なお、精巣自体も老化にともなって萎縮していきます。

代表的な老化現象は、**勃起障害（ED）**です。陰茎の勃起は、性的欲求によって脳から神経伝達物質が放出され、その信号が送られた陰茎海綿体に動脈から血液が流れて満たされ、陰茎が大きくなることで起きます。テストステロンの減少は性的欲求の減退を招き、勃起障害の原因のひとつとなるのです。

しかし、勃起障害はテストステロンの減少だけでなく、精神・心理的要因や動脈硬化や糖尿病といった生活習慣病を背景に起こることもあります。治療薬だけでは改善しないこともあるので、注意が必要です。

女性ホルモンの分泌が減少し生殖器が乾燥する

女性ホルモンである**エストロゲン**は、卵巣で多く分泌されます。分泌量は20～30代がピークで、卵巣内の卵胞を成熟させるなどして、妊娠の準備に影響を与えます。個人差はありますが、40代なかばからいわゆる更年期に入り、50歳くらいで迎える閉経の後5年くらい、つまり40～55歳くらいで、エストロゲンの血中濃度は急激に低下していきます。

エストロゲンの分泌が低下すると、骨質が劣化し、骨粗鬆症になりやすくなることがあります（→P120）。またエストロゲンの減少により、女性生殖器では膣内分泌物の量が少なくなって乾燥し、女性器周辺の組織も萎縮していきます。さらに、加齢により子宮などの臓器を支えている生殖器周辺の筋肉が減少し、それらが原因となって性交時の痛みを引き起こすことがあります。その結果、性的欲求が低下してしまうこともあります。

■ 男性生殖器と男性ホルモンの分泌

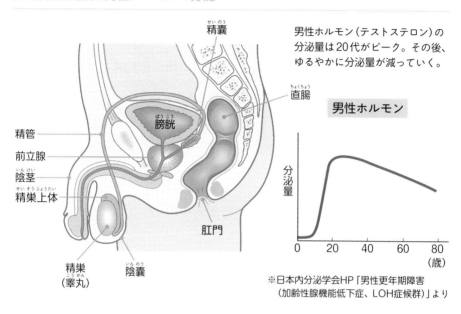

精嚢

直腸（ちょくちょう）

膀胱（ぼうこう）

精管

前立腺

陰茎（いんけい）

精巣上体（せいそうじょうたい）

肛門

精巣（睾丸）（こうがん）

陰嚢（いんのう）

男性ホルモン（テストステロン）の分泌量は20代がピーク。その後、ゆるやかに分泌量が減っていく。

男性ホルモン

分泌量

0　20　40　60　80（歳）

※日本内分泌学会HP「男性更年期障害
　（加齢性腺機能低下症、LOH症候群）」より

■ 女性生殖器と女性ホルモンの分泌

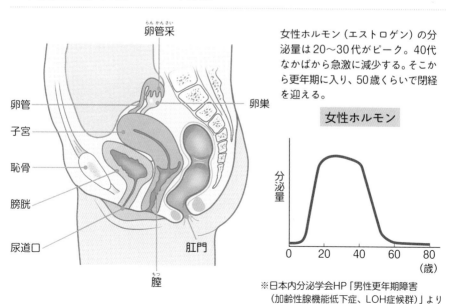

卵管采（らんかんさい）

卵管

卵巣

子宮

恥骨

膀胱

尿道口

肛門

腟（ちつ）

女性ホルモン（エストロゲン）の分泌量は20〜30代がピーク。40代なかばから急激に減少する。そこから更年期に入り、50歳くらいで閉経を迎える。

女性ホルモン

分泌量

0　20　40　60　80（歳）

※日本内分泌学会HP「男性更年期障害
　（加齢性腺機能低下症、LOH症候群）」より

骨の老化
骨密度は低下、軟骨はすり減る

骨の「壊してはつくる」という入れ替え作業のバランスが崩れ、骨がスカスカになって折れやすくなる。関節の軟骨はすり減って、身体を動かしにくくなる。

骨を形成するスピードが遅くなり
骨密度が低下する

ヒトには約200個の**骨**があります。骨は体を支え動かしたり臓器を保護したりするほか、骨髄などから血液細胞をつくったりカルシウムを貯めたりする機能を担います。

私たちの骨は一見、生まれてからずっと同じように見えますが、じつはそうで

はありません。骨では、古い骨が溶かされる**骨吸収**と新しい骨がつくられる**骨形成**が並行して行われています。この入れ替え作業を**骨リモデリング**といいます。そして、骨吸収を担うのが破骨細胞、骨形成を担うのが骨芽細胞です。

私たちが健康な場合、破骨細胞と骨芽細胞の働きはバランスが取れています。しかし、加齢にともなって骨芽細胞の働

骨リモデリングのイメージ

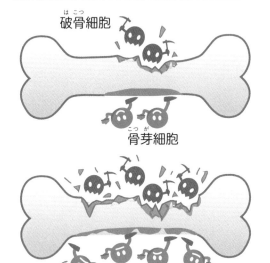

破骨細胞

骨芽細胞

健康な骨

破骨細胞と骨芽細胞の働きのバランスがとれている。

老化した骨

破骨細胞の働きが骨芽細胞の働きを上回っている。

きが衰えて骨形成より骨吸収のスピードが速くなっていきます。その結果、骨密度が低下していきます。骨密度は男女ともに18〜20歳前後がピークといわれ、そこからおおよそ維持されますが、50歳前後になると低下していきます。そして、この骨密度の低下がおもな原因になって、骨がもろくなる骨粗鬆症にかかり、骨折しやすくなることがあります（→P120）。

軟骨細胞の機能が低下し膝関節や股関節がすり減る

また骨には、白い骨としてイメージされる硬骨のほか、骨同士をつなぐ**関節**を構成する**軟骨**があります。軟骨は関節の骨の表面を薄く覆い、関節の動きを滑らかにするクッションのような役割を担っています。

軟骨には軟骨細胞があり、軟骨の成分であるコラーゲンとプロテオグリカンというタンパク質がつくられます。しかし、加齢にともなって軟骨細胞の機能は低下し、軟骨の新陳代謝が行われなくなることから、軟骨はすり減っていきます。クッションが薄くなっていくのです。

高齢者に多い膝の**変形性膝関節症**や股関節の**変形性股関節症**になると、骨と骨の間の軟骨がすり減った部分に刺激が加わり続けることにより棘状の変形（**骨棘**）ができます。そうなると、立ち上がったり歩いたりするたびに痛むようになり、そのまま**ロコモティブシンドローム**となる危険性もあります（→P123）。

軟骨のしくみ

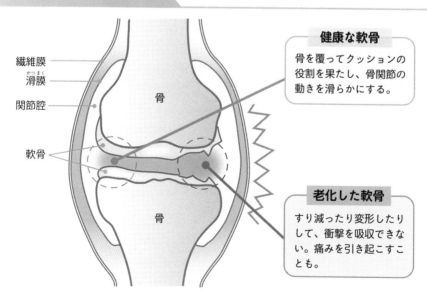

繊維膜
滑膜
関節腔
軟骨

骨

骨

健康な軟骨
骨を覆ってクッションの役割を果たし、骨関節の動きを滑らかにする。

老化した軟骨
すり減ったり変形したりして、衝撃を吸収できない。痛みを引き起こすことも。

筋肉の老化
骨を覆う骨格筋の再生能力が低下

骨格筋は、筋肉を構成する筋線維が傷ついても再生しにくくなったり、筋線維が萎縮したりして機能が衰える。内臓を動かす平滑筋の老化は、不明な点が多い。

筋線維をつくるサテライト細胞が減少して筋肉が衰える

私たちの身体を支え、さまざまな器官を動かし、エネルギーを蓄える働きをしているのが筋肉です。筋肉はヒトの体重の40〜50%という大きな部分を占めているといわれています。そのため、筋肉の衰えは、加齢を実感しやすい兆候のひとつです。筋肉はおもに、**骨格筋**と臓器を構成する**平滑筋**で成り立っています。骨格筋はその名の通り骨に沿って付いており、伸び縮みすることで身体を動かしたり支えたりしています。骨格筋は自分の意思で動かすことができます（随意筋）。私たちが一般的に「筋肉」と呼んでいるのは、この骨格筋のことです。

骨格筋は、細長い**筋繊維**という細胞で構成されています。そして、筋繊維には瞬間的に動く速筋と持続的に動く遅筋の2種類があります。筋繊維の周辺には**サテライト細胞**があり、筋繊維が損傷しても新たな筋繊維をつくることができると考えられています。サテライト細胞は加齢にともなって減少し、再生能力が低下していきます。また、速筋と遅筋のうち、動かす頻度が少ない速筋が先に衰え、筋力も低下していくと考えられています。

骨格筋とは特徴や構造が異なる平滑筋も同じように衰える

平滑筋は内臓や血管の壁にある筋肉で、伸び縮みをすることで、内臓や血管の動きを維持する役割を担っています。平滑筋は自分の意思で動かすことができません（不随意筋）。また構造も骨格筋とは異なり、紡錘形の細胞で構成されています。

平滑筋の細胞も老化しますが、注目すべきは、平滑筋と自律神経の関係です。平滑筋の伸び縮みには、自律神経が関わっていると考えられています。そのため、たとえば加齢にともなって交感神経が活発化（→P74）すると、臓器や器官の働きを担う平滑筋に影響が及び、とくに下痢や便秘、頻尿（→P71）を起こしやすくなると考えられています。

なお、心臓を形成する**心筋**は平滑筋とは別種の筋肉とされています。心筋の減少は、心臓をはじめとして循環器系と老化（→P58）の大きな原因となります。

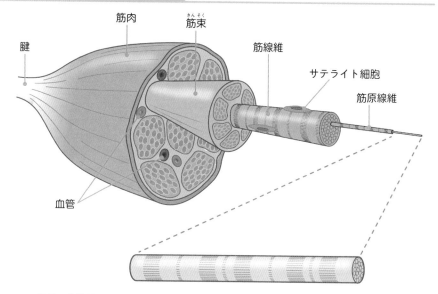

筋肉　筋束　筋線維　サテライト細胞　筋原線維　腱　血管

細長い筋線維という細胞が束ねられて、筋束を
構成している。筋束が集まって筋肉になる。筋
繊維のまわりにあるサテライト細胞は、筋繊維
が損傷したときに新たに筋繊維をつくる役割を
担うと考えられている。

平滑筋の構造

断面

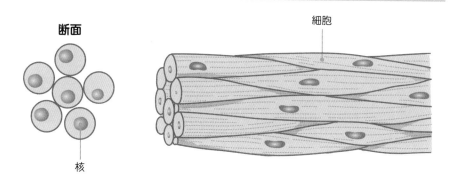

細胞　核

紡錘形の細胞が集まって平滑筋を構成している。

毛髪の老化
脱毛、薄毛、白髪になる理由

加齢による身体的変化の典型ともいえる脱毛、薄毛、白髪は、毛髪を成長させたり、黒くしたりする細胞の働きが衰えることで生じる。

毛周期の乱れが脱毛や薄毛の原因になる

毛髪は、**毛周期**というサイクルで抜けたり生え変わったりしています。男性ホルモンである**テストステロン**は、**ジヒドロテストステロン（DHT）**というホルモンをつくり出します。DHTは胎児期の性分化に必要なホルモンですが、毛根の中央にある**毛乳頭細胞**に作用して毛周期を乱す働きもあります。これにより、生えてくる毛髪よりも抜ける毛髪が増えてしまい、脱毛が進行します。これは（男性）**脱毛症**といわれ、若年性（10〜20代）、壮年性（30〜50代）、老人性（60代以降）と、いずれの年代でも起きうる症状です。

女性の場合も、閉経後に女性ホルモンの減少で相対的に男性ホルモンが増加することにより、更年期に脱毛症がみられることもあります。

また加齢にともない、脱毛には至らなくとも、**薄毛**になることがあります。毛髪は**毛包**という穴のような部位に、根元を包まれた状態で生えています。毛周期にしたがって、毛包は大きくなったり小さくなったり変化しますが、加齢にともなって毛が成長するサイクルが極端に短くなっていくことで毛包が小さくなり、生えてくる毛が細く短くなり、全体的に薄毛になります。

白髪の原因は髪の光老化メラノサイトの機能が低下する

白髪は加齢だけでなく、皮膚の光老化（→P88）と同じようなメカニズムでも起こります。

毛髪はもともと、毛根にある**メラノサイト**が**メラニン**という色素をつくるために黒くなっています。メラノサイトは**色素幹細胞**によりつくられていますが、加齢や紫外線によりこの細胞が老化して機能が低下していきます。これにより、メラノサイトの機能も低下してメラニンがつくられなくなり、黒かった毛髪に色がつかずに白髪になるのです。

なお脱毛や薄毛、白髪には人種や家系による遺伝的要素も大きいという研究報告があります。そのため毛髪の状態と年齢の相関関係には、個人差があると考えられていますが、加齢が大きい要素であることには変わりはないようです。

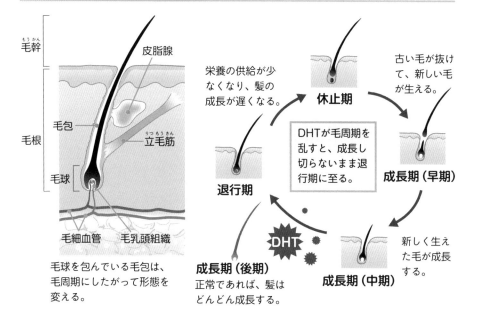

毛周期の乱れ

毛幹
もうかん

毛根

皮脂腺

毛包

立毛筋
りつもうきん

毛球

毛細血管　毛乳頭組織

毛球を包んでいる毛包は、毛周期にしたがって形態を変える。

栄養の供給が少なくなり、髪の成長が遅くなる。

休止期

古い毛が抜けて、新しい毛が生える。

DHTが毛周期を乱すと、成長し切らないまま退行期に至る。

退行期

成長期（早期）

DHT

成長期（後期）
正常であれば、髪はどんどん成長する。

成長期（中期）

新しく生えた毛が成長する。

白髪のしくみ

黒髪

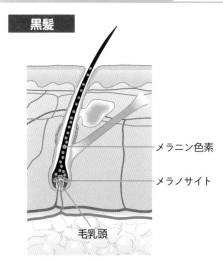

メラニン色素

メラノサイト

毛乳頭

メラノサイトという細胞がメラニンをつくる。そして、色素幹細胞がメラニンを毛髪内に提供する。

白髪

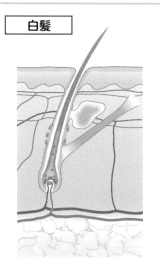

色素幹細胞の機能が低下したりメラニンの生成自体が減ったりして、メラニンが毛髪内に行きわたらない。

毛髪の老化

97

腰痛、むくみ、皮膚の乾燥の原因

　加齢にともなって身体機能や器官の働きが衰えると、さまざまな身体症状に悩まされることがあります。ここでは、本編で紹介できなかった3つの症状について解説します。いずれも老化を実感しやすい、なじみのある症状なのではないでしょうか。

■腰痛

　腰痛の原因はいろいろあります。そのなかでも、加齢にともなうものとして、脊椎の変性による**変形性脊椎症**や、それを原因とした**椎間板ヘルニア**、**腰部脊柱管狭窄症**（→P56）、**腰椎変性すべり症**などがあります。このうち腰椎変性すべり症は腰部脊柱管狭窄症と同じように、休みながらでないと歩けない間欠性跛行の症状があらわれます。腰椎がずれることによって、脊柱管が狭くなり、脊髄が圧迫されることで痛みが出るのです。

　変性すべり症は予防が難しいとされ、治療には痛み止めなどの対症療法のほか、神経の圧迫をとる除圧術、また、ずれた部分を自分の骨や金属などで固定する固定術といった手術療法が選ばれます。

　また高齢者は骨粗鬆症（→P120）にかかることが多いため、腰椎の**圧迫骨折**を起こしやすくなります。圧迫骨折は、転倒して尻もちをついたときや重た

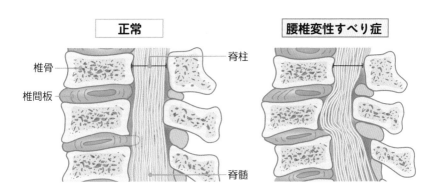

正常　　　　　　　　腰椎変性すべり症

椎骨　　脊柱
椎間板
脊髄

いものをもったときだけでなく、長時間同じ姿勢をとることで起こることもあります。治療の基本はコルセットなどで固定し安静にする保存療法ですが、骨折を機に寝たきりになってしまうこともあり、注意が必要です。

■むくみ

　加齢にともない、身体、とくに手足や顔が腫れぼったくなる**むくみ**という症状があらわれることがあります。これは皮膚の皮下組織や臓器の内部や外側を支える結合組織からなる**間質**と呼ばれる部分に、余分な水分がたまっていることによって起きている状態です。

　むくみにはさまざまな原因がありますが、加齢にともなうものとして、心臓や腎臓の機能が衰えることによって起きるものもあります。たとえば心不全によって心臓から十分な血液を送り出せなくなることで血液の流れが悪くなり、とくに毛細血管の圧が高くなると、血液からしみ出た水分が間質にたまってしまうことがあるのです。

　また肝臓でつくられる**アルブミン**というタンパク質には、水分を血管内にとどめる力があります。低栄養でタンパク質を摂取していなかったり肝機能障害があったりすると、血管内の水分が間質にしみ出してむくみの原因となります。

■皮膚の乾燥

　乾燥肌に悩まされる人は多いと思います。これは、加齢にともない肌の水分や皮脂が不足して潤いが失われる症状で、とくに**老人性乾皮症**は高齢者に多くみられます。老人性乾皮症になると皮膚が乾燥し、ひびわれや白いフケのような粉を吹くことがあります。またかゆみを生じたり、湿疹になったりしやすい状態にもなります。

　健康であれば皮脂によって皮膚の角質が保護されていますが、加齢によって皮脂の分泌を促すホルモン量が減少し、皮脂が足りなくなるとその機能が低下します。これが老人性乾皮症の原因です。

　老人性乾皮症の治療には、保湿剤を用いて皮膚の乾燥を防ぐことが第一です。また、入浴後にかゆみを生じることがありますが、これはボディソープで皮膚を洗ったり、たわしやタオルなどで皮膚をこすりすぎたりすることによって、皮膚の乾燥を促してしまうことから起きます。ゴシゴシと身体を洗いすぎないように心がけ、お風呂上りには保湿剤を塗ることで防げます。

脱毛症は病気ではない？

PART3で毛髪は**毛周期**というサイクルで抜けたり生え変わったりしていることを解説しました（→P96）。抜け毛などの頭髪の悩みを抱える人はたくさんいます。ここでは**脱毛症**について、もう少し細かくみていきましょう。

脱毛症とは、生えてくる毛髪よりも抜ける毛髪が増えてしまう症状です。ストレスや疾患によるものもありますが、ここでは最も一般的な男性ホルモンの影響で発症する男性ホルモン型脱毛症（**AGA**）について解説します。

毛周期の成長期は通常数年続くとされますが、AGAでは、この成長期が極端に短くなり、毛髪が十分成長せずに短く細い毛になってしまい、その結果、薄毛になります。短く細い毛になることを、毛髪の**ミニチュア化**と呼ぶこともあります。ミニチュア化は男性ホルモンが毛髪の毛乳頭に作用することで起きるとされています。毛乳頭の細胞には通常は毛髪をつくる働きがありますが、男性ホルモン（テストステロン）と結びつくと、酵素（5α-還元酵素）の働きにより活性型の男性ホルモン（ジヒドロテストステロン）に変化し、毛乳頭に近い**毛母細胞**の増殖を妨げることによって、AGAが起きると考えられています。

AGAは病気ではなく加齢現象の一種ととらえられているため、2023年現在、保険診療で治療を受けることができません。治療法としては、外用療法、内服療法、自家植毛術が挙げられます。たとえばミノキシジルといった外用薬は、毛乳頭の細胞や毛母細胞を刺激し、発毛を促す作用があります。また内服薬には、活性型男性ホルモンをつくらないようにする5α-還元酵素阻害薬が用いられます。

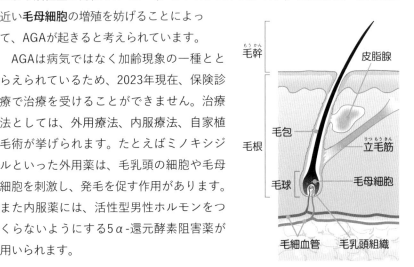

毛幹（もうかん）

皮脂腺

毛包

毛根

立毛筋（りつもうきん）

毛球

毛母細胞

毛細血管　毛乳頭組織

PART4
老化にともなう病気

PART4のコンテンツ

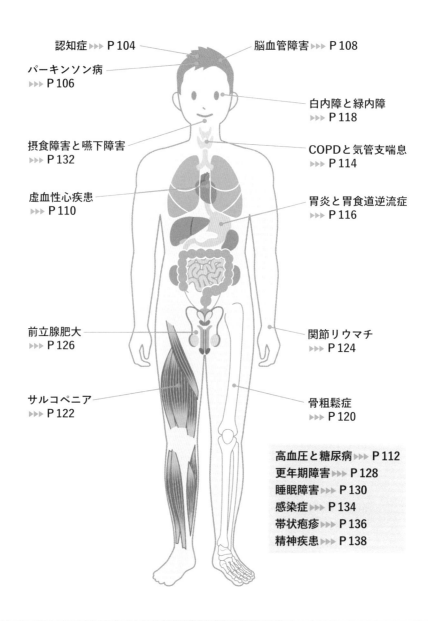

キーワード

認知症

さまざまな脳の障害によって脳の神経細胞の働きが低下し、認知機能(記憶、判断力など)が衰えて、日常生活や仕事に支障をきたす状態のこと。脳の障害により種類がわかれる。

血栓（けっせん）

血液中にできた血のかたまりのこと。さまざまな原因でできた血栓が血管を詰まらせてしまう症状の総称を「血栓症」という。心筋梗塞や脳梗塞は「動脈血栓症」に含まれる。

虚血（きょけつ）

血管が血液を送っている組織や細胞に、血液が十分に供給されない状態のこと。動脈硬化や血栓で心臓の血管が狭くなって虚血が起き、発症する疾患を虚血性心疾患という。

インスリン

膵臓から分泌されるホルモンのひとつ。糖の代謝を調節し、血糖値を一定に保つ働きを担う。膵臓のランゲルハンス島(膵島)と呼ばれる細胞の集まりから分泌される。

骨密度

骨を構成するカルシウムなどのミネラル成分のつまり具合。骨の単位面積あたりの骨塩量で算出される。骨密度は男女とも加齢によって減少するが、女性のほうが減少率は大きい。

フレイル

加齢により心身が老い衰えた状態のこと。「身体的」「精神・心理的」「社会的」にわかれる。後戻りできない要介護状態に対し、この段階で改善すれば健康を取り戻すことができる。

更年期

女性は50歳前後の年齢で閉経を迎える。閉経の時期をはさんだ前後10年間(一般的に45～55歳)の期間をさす。エストロゲンが急激に減少し、心身ともに不調をきたす。

誤嚥（ごえん）

口腔から咽頭と食道を経て胃へ送られる食物が、なんらかの理由で誤って喉頭と気管に入ってしまう状態のこと。誤嚥の結果、肺が炎症を起こす誤嚥性肺炎が注目されている。

認知症
対人関係や日常生活に支障をきたす

もの忘れなどの認知機能の低下に加え、暴力的な言動や、うつ状態などの心理状態の変化がみられるのが認知症。4つの種類にわけられ、それぞれ特徴が異なる。

特徴的な行動・心理症状がみられる認知症という難病

高齢化にともない、認知症になる人が増えています。ただし、加齢による「もの忘れ」（脳の萎縮が原因といわれています）もあり、区別が必要になります。両者を区別するには、もの忘れにより対人関係や仕事、日常生活に支障をきたしているかが重要になります。認知症の場合は、直前の食事を忘れるような極端なもの忘れやことばの意味がわからなくなる失語、時計が読めないといった認知にかかわる症状に加え、暴言や徘徊といった抑制がきかない行動や抑うつや不安といった心理症状（BPSD：Behavioral and Psychological Symptoms of Dementia）も同時にみられます。

認知症にはいくつか種類があります。なかでもアミロイドβというタンパク質の脳への蓄積が原因とみられる**アルツハイマー型認知症**がもっとも多く、もの忘れ（記憶障害）の症状がとくに目立つのが特徴です。

ほかには**レビー小体型認知症**もあります。これは、脳にαシヌクレインという

タンパク質などからなる「レビー小体」が蓄積することによって、神経細胞が減少することで発症するといわれています。レビー小体型では「壁に虫がいる」など、そこに実在しないものが見えてしまう「幻視」の症状が目立ちます。

また、**前頭側頭型認知症**という認知症もあります。おもにタウやTDP-43というタンパク質が脳に蓄積して神経細胞が減少し、前頭葉や側頭葉に萎縮がみられます。万引きなどの社会性のない行動がみられるのが特徴です。

そのほか、動脈硬化に起因する脳梗塞や脳出血によって認知機能の低下を引き起こす**血管性認知症**もあります。

いまのところ、認知症を根本的に治療する薬はありません。そのため、認知症の進行を遅らせることを目的とした薬物療法が行われます。そのほか、認知リハビリテーションなどの作業療法も行われます。血管性認知症の場合は、原因となっている脳梗塞や、高血圧・糖尿病など脳血管障害を引き起こす病気の治療を行うことで、再発予防と症状の悪化を防ぐことになります。

認知症はどんな病気?

■ 認知機能低下とBPSD

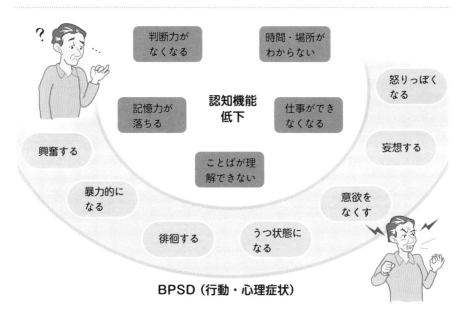

認知機能
低下

判断力が
なくなる

時間・場所が
わからない

記憶力が
落ちる

仕事ができ
なくなる

怒りっぽく
なる

興奮する

ことばが理
解できない

妄想する

暴力的に
なる

意欲を
なくす

徘徊する

うつ状態に
なる

BPSD（行動・心理症状）

■ 4つの認知症

アルツハイマー型認知症

原因：アミロイドβの蓄積

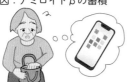

おもな症状：もの忘れ

レビー小体型認知症

原因：レビー小体の蓄積

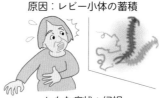

おもな症状：幻視

前頭側頭型認知症

原因：タウやTDP-43の蓄積

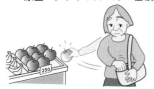

おもな症状：社会性のない行動

血管性認知症

原因：脳梗塞や脳出血

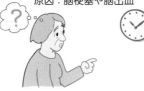

おもな症状：段階的な認知機能の悪化

パーキンソン病
特徴的な運動機能障害があらわれる

パーキンソン病は、レビー小体型認知症と同じように、レビー小体の脳への蓄積が原因だと考えられている。運動機能にかかわる特徴的な4つの症状がある。

運動機能に支障をきたすパーキンソン病

パーキンソン病は、50代以上で発症することが多い病気です。40代で発症するものは、若年性パーキンソン病といわれています。

パーキンソン病は、レビー小体型認知症（→P104）と同じように、脳にレビー小体が蓄積することによって神経細胞の一種であるドパミン神経が傷つけられ、発症すると考えられています。ドパミン神経とは、文字通り神経伝達物質のドパミンを放出する神経で、傷つけられると脳内のドパミンの働きが悪くなります。

ドパミン神経は運動機能を司っているため、パーキンソン病になると次のような特徴的な症状があらわれます。じっとしていても手などが震える「安静時振

パーキンソン病とレビー小体

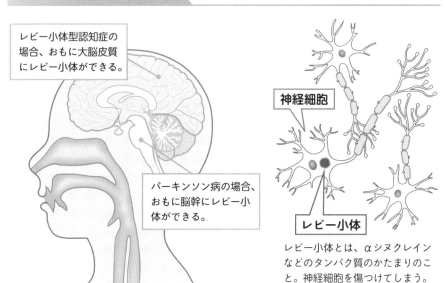

レビー小体型認知症の場合、おもに大脳皮質にレビー小体ができる。

パーキンソン病の場合、おもに脳幹にレビー小体ができる。

神経細胞

レビー小体

レビー小体とは、αシヌクレインなどのタンパク質のかたまりのこと。神経細胞を傷つけてしまう。

戦」、筋肉が固くなって手足の曲げ伸ばしがしにくくなる「筋強剛（筋固縮）」、動作が緩慢になったり動かなくなったりする、または表情が乏しくなったりする「無動・寡動」、バランスが悪く立っていられない「姿勢反射障害」の4つです。これらのうち2つ以上の症状があれば、パーキンソン病の症状と診断されます。

また、パーキンソン病を原因とするものだけでなく、同じような症状が出るものを**パーキンソン症候群**といいます。パーキンソン症候群は、脳血管性障害などの他の病気や薬の副作用が原因で起こることもあります。パーキンソン病とパーキンソン症候群は、いずれも生活の質を大きく阻害する病気といえます。

治療には、神経伝達物質であるドパミンを薬で補うほか、脳に電極を埋め込んで直接刺激する方法もあります。また進行を防ぐために、散歩やストレッチといった適度な運動を行う治療も行われています。

何事にも無気力・無関心になるアパシーという症状

認知症やパーキンソン病にみられる症状に、**アパシー**があります。抑うつにも似ていますが、抑うつの特徴である「落ち込む」というよりは、何事にも「無気力・無関心」になることが特徴です。

無気力・無関心は必ずしも病気によるものではありません。加齢にともなう意欲の低下と似ているため、病的なものかどうかは専門家の判断をあおぐ必要があります。

パーキンソン病のおもな症状

安静時振戦
じっとしていても手などが震える。

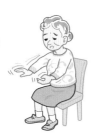

無動・寡動
動作が緩慢になったり、表情がなくなったりする。

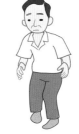

筋強剛（筋固縮）
筋肉が固くなって手足の曲げ伸ばしがしにくくなる。

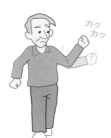

姿勢反射障害
バランスが悪く立っていられなくなる。

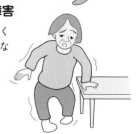

脳血管障害
脳梗塞・脳出血・くも膜下出血

脳血管障害は、加齢による動脈硬化や高血圧などがおもな原因となって発症する。麻痺や言語障害といった後遺症のリスクもあり、リハビリが必要になる。

脳血管障害の大きな要因は動脈硬化や高血圧

脳血管障害（脳卒中）は、脳梗塞、脳出血、くも膜下出血に分けられます。いずれも加齢にともなう脳の動脈硬化や高血圧が大きなリスク因子になる病気です。それぞれの特徴をみていきましょう。

■脳梗塞

脳梗塞の初期症状は、身体の片側が動かしにくい、ろれつが回らない、視野が欠ける、めまい、意識を失うなどさまざまです。

脳梗塞には、不整脈の一種である心房細動（→P111）が原因で心臓にできた血栓が脳に移動することで脳血管が詰まる**心原性脳梗塞**、動脈硬化により脳血管の一部が狭くなったり、完全にふさがったりする**アテローム血栓性脳梗塞**、細い脳血管に小さな詰まりがいくつもできる**ラクナ梗塞**があります。ラクナ梗塞は、**血管性認知症**（→P104）のおもな原因のひとつといわれています。

脳梗塞の治療には、早期（発症から4時間半）に脳に詰まった血栓を溶かす薬を静脈注射する血栓溶解療法が有効です。また、カテーテル手術で血栓を取り除く方法もあります。

■脳出血・くも膜下出血

脳出血とは、脳の動脈が破れて出血することをいいます。そして**くも膜下出血**は、脳を覆う硬膜・軟膜に挟まれた「くも膜」の血管の出血です。いずれの脳出血の場合も、脳梗塞と同じような初期症状に加え、激しい頭痛や嘔吐などがみられます。とくにくも膜下出血は、死亡率が高い疾患として知られています。

現在では、高血圧の治療薬の開発が進んだことなどによって高血圧を原因とすることが多い脳出血が減り、かわりに脳梗塞のほうが多くなってきています。

脳血管障害になると片麻痺などの後遺症が出やすい

脳血管障害には、身体の左右どちらか一方に麻痺が残る片麻痺をはじめ、動きづらくなる、話しづらくなる、ことばが思い出せず出てこなくなる（失語）といった後遺症が出やすいという問題があり、著しく生活の質を下げてしまいます。早期からのリハビリテーションによる機能回復が不可欠です。

脳血管障害の種類

■ 脳梗塞と脳出血

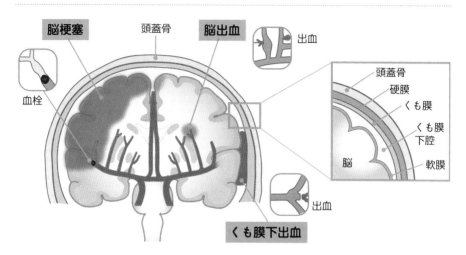

脳梗塞　頭蓋骨　**脳出血**　出血

血栓

頭蓋骨
硬膜
くも膜
くも膜
下腔
脳　軟膜

出血

くも膜下出血

■ おもな脳梗塞

心原性脳梗塞	**アテローム血栓性脳梗塞**	**ラクナ梗塞**
心臓にできた血栓が脳に移動し、脳血管が詰まる。	脳血管の一部が狭くなったり、完全にふさがったりする。	細い脳血管に小さな詰まりがいくつもできる。

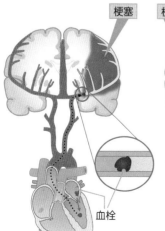

梗塞

血栓

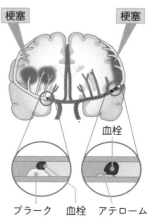

梗塞　　梗塞

血栓

プラーク　血栓　アテローム

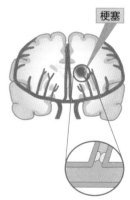

梗塞

虚血性心疾患
狭心症・心筋梗塞・心房細動

虚血性疾患は、動脈硬化などが原因で発症する。高齢者の場合、心臓の強い痛みをともなわない場合もあるので要注意。悪化すると心不全になるリスクもある。

血栓ができて血流が妨げられる
虚血性心疾患

加齢によって血管が老化して硬くなったり、悪玉コレステロールが増えたりすることで血管内に**プラーク**とよばれるコブのようなものができると、動脈硬化が進みます。そしてプラークが破裂すると血栓ができ、その血栓が詰まって**冠動脈**を通じた心臓への血流が少なくなりま

す。送られる血液が少なくなることを虚血といい、虚血が原因で起きる病気を総称して**虚血性心疾患**といいます。

高齢者に多い虚血性心疾患は、**慢性冠動脈疾患**と早急な治療が必要な**急性冠症候群**（Acute coronary syndrome:ACS）に分けられます。急性冠症候群には、**不安定狭心症**と**心筋梗塞**があります。

慢性冠動脈疾患のひとつが安定狭心症

虚血性心疾患の種類としくみ

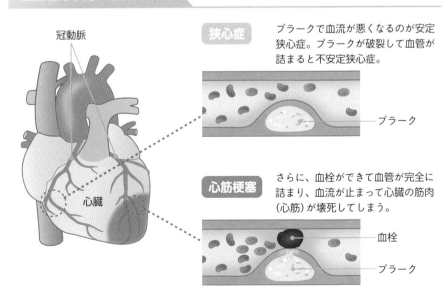

冠動脈

心臓

狭心症 プラークで血流が悪くなるのが安定狭心症。プラークが破裂して血管が詰まると不安定狭心症。

プラーク

心筋梗塞 さらに、血栓ができて血管が完全に詰まり、血流が止まって心臓の筋肉（心筋）が壊死してしまう。

血栓

プラーク

です。これはプラークが原因で冠動脈の血流が悪くなる症状です。しかしその症状が進行すると、プラークが破裂して血栓ができて冠動脈が詰まることがあります。これが不安定狭心症です。

さらに血栓により冠動脈が完全に詰まると、心臓の筋肉が壊死してしまうことがあります。これが心筋梗塞です。

虚血性心疾患は強い胸の痛みが特徴ですが、高齢者の場合、なんとなく胸が苦しい、気分が悪い、身体がだるい、疲れやすいといった典型的でない症状を示すこともあります。

治療は、カテーテルを入れて冠動脈の詰まっている部分をバルーンで膨らませて再開通させ、再度詰まらないようにステントという網状の器具を留置する方法が一般的です。また血管が詰まっていない場合は、血管を広げる薬の内服治療を行うこともあります。

また、加齢にともなう高血圧や虚血性心疾患が原因で、心臓の収縮と拡張のリズム（心拍）が狂う**不整脈**の一種である**心房細動**を発症することがあります。心房細動とは、心房がけいれんするように細かく震えることで脈が不規則になる病気で、動悸やめまい、息切れを感じるなどの症状が出ます。また、心房内に血がたまって血栓ができやすく、その血栓が脳まで運ばれると**心原性脳梗塞**（→P108）になり、脳血管障害を引き起こす危険があります。虚血性心疾患も不整脈も、心臓の機能が低下する心不全の原因となります。

心房細動と心原性脳梗塞

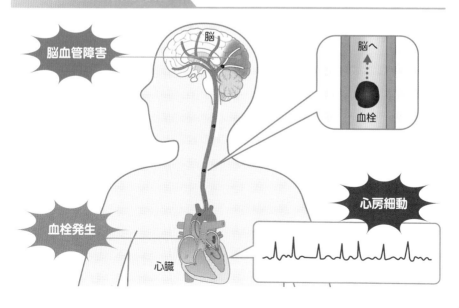

脳血管障害　脳

脳へ
血栓

心房細動

血栓発生

心臓

高血圧と糖尿病
糖尿病患者の多くが高血圧を合併

体内の血糖値を正常に維持する働きをするのがインスリン。インスリンを分泌する膵臓の機能低下は、糖尿病の一因となる。腎不全など合併症のリスクもある。

高血圧と糖尿病は密接に関係している

高血圧（→P59）と糖尿病はいずれも生活習慣病として知られ、高齢者に多い病気です。この2つは密接に関連しており、合併するととくに動脈硬化と腎不全などの腎臓病のリスクが高くなるので注意が必要です。

血糖値が高くなると、身体は血液中の糖の濃度が高くなりすぎないように腎臓から水分を吸収し、血液の水分を増やします（浸透圧調整）。その結果、血液量が増えて高血圧となります。また、肥満は糖尿病の重大な危険因子です。肥満していると交感神経が緊張し、血圧を上昇させるホルモン（アドレナリン、ノルアドレナリンなど）が多く分泌され、高血圧にもなりやすくなります。そのため、糖尿病患者の40〜60％が高血圧を合併しているといわれます。

高齢者の**糖尿病**は、加齢にともなう膵臓の機能低下が一因です。血糖値を正常な状態に調節する働き（耐糖能）をする**インスリン**というホルモンは膵臓から分泌されますが、膵臓の機能が低下すると分泌が少なくなってきます。また肥満の高齢者では、過剰な内臓脂肪が引き起こす慢性炎症により、インスリンの効き目が悪くなる**インスリン抵抗性**が生じ、適度な血糖値を維持するために、さらに多くのインスリンが必要となります。

食事療法で良好な血糖コントロールが得られない場合は、内服治療を行います。従来の薬で血糖値を下げようとすると、高齢者の場合は血糖値が下がりすぎて**低**

高血糖の状態

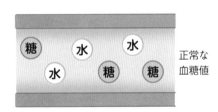

正常な血糖値

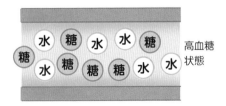

高血糖状態

糖尿病のしくみ

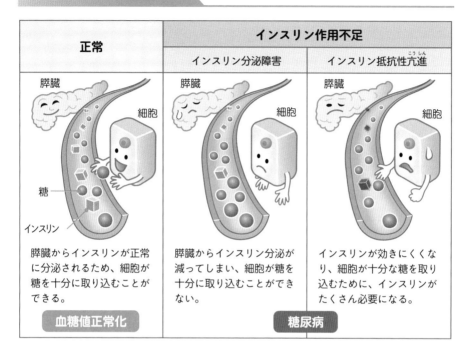

正常	インスリン作用不足	
	インスリン分泌障害	インスリン抵抗性亢進
膵臓　細胞 糖 インスリン	膵臓　細胞	膵臓　細胞
膵臓からインスリンが正常に分泌されるため、細胞が糖を十分に取り込むことができる。	膵臓からインスリン分泌が減ってしまい、細胞が糖を十分に取り込むことができない。	インスリンが効きにくくなり、細胞が十分な糖を取り込むために、インスリンがたくさん必要になる。
血糖値正常化	糖尿病	

血糖に陥りやすく、注意が必要です。しかし近年、的確に作用する薬が多く開発されており、高齢者に合った薬が選択できるようになりました。

腎不全を引き起こすこともある
糖尿病の合併症

　糖尿病の3大合併症といわれるのが網膜症、神経障害、腎症です。これらは高血糖が細かい血管や神経にダメージを与えることで引き起こされます。

　とくに腎症は、悪化すると腎不全になって人工透析が必要になり、生活の質を著しく下げることになります。

　日本人は遺伝的に、もともと耐糖能が弱いといった側面もありますが、肥満などが糖尿病を招くことは間違いなく、中高年からの生活習慣の改善が必須です。

糖尿病の3大合併症

網膜症	網膜が障害を受け、視力が低下。失明の危険がある。
神経障害	しびれや自律神経の障害により、便秘や尿失禁を引き起こす。
腎症	腎臓の機能が低下して、腎不全を引き起こす。

COPDと気管支喘息
いずれも40代から発症が増える

COPDは喫煙習慣が原因となる病気で、肺が炎症を起こしてうまく呼吸ができなくなる。高齢者の場合は加齢の症状と勘違いしがちな、気管支喘息にも要注意。

慢性炎症が原因で発症する
慢性閉塞性肺疾患（COPD）

慢性閉塞性肺疾患（Chronic Obstructive Pulmonary Disease：COPD）は、慢性気管支炎、肺気腫という病名で知られている疾患の総称です。喫煙習慣を続けていたり、たばこの副流煙に長年さらされていたりすることで発症します。おもに40代から進行し、高齢になるほど患者数が増加します。咳や痰、息苦しさがおもな症状ですが、ほかにも全身にさまざまな症状があらわれます。なぜなら、COPDの原因が慢性炎症（→P37）だからです。

たばこの煙に含まれる有害物質は、肺の中で炎症を起こし、肺胞の壁を壊します（肺気腫）。さらに肺胞の中の白血球が増加することにより炎症性サイトカインが身体中に放出され、ほかの臓器や血管にも影響を与えます。ときには虚血性心疾患、糖尿病、栄養障害による骨粗鬆症や筋肉量の低下を招くこともあります。

COPDの根本治療はなく、吸入薬で気道を拡げるといった対症療法が行われます。進行すると肺での酸素の取り込みがうまくいかず、慢性的な息苦しさを感じるようになるため、在宅酸素療法や呼吸リハビリテーションを行い、生活動作や生活の質を保つケアが必要になります。

気管支喘息は
高齢者の死亡例も多い

COPDが引き起こす合併症のひとつが、気管支喘息です。喘息は小児の病気のように思われていますが、40～60代で発症する例も多く、さらに喘息で亡くなる人の9割以上は高齢者なのです。咳や痰、息切れは加齢のせいとみられがちです。そのため、そもそも受診していない人も多く、中高年から高齢者のいわゆる「隠れ喘息」が見逃されているのです。

気管支喘息には、ハウスダストやダニをアレルゲンとするアトピー性のものと非アトピー性のものがあります。成人の喘息は非アトピー性が多いとされ、喫煙やストレスが引き金となっているという説もありますが、詳しい原因は不明です。気管支喘息が重症化すると、慢性的に呼吸が困難になります。早期に受診し、ステロイド薬の吸入などで症状をコントロールする必要があります。

COPDの肺

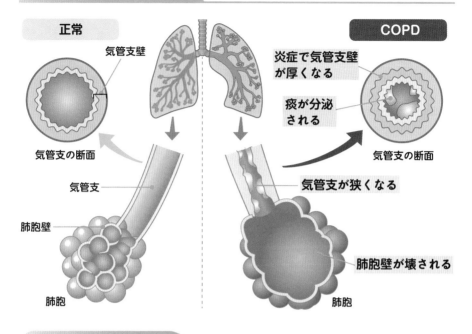

正常

気管支壁

気管支の断面

気管支

肺胞壁

肺胞

COPD

炎症で気管支壁が厚くなる

痰が分泌される

気管支の断面

気管支が狭くなる

肺胞壁が壊される

肺胞

気管支喘息のしくみ

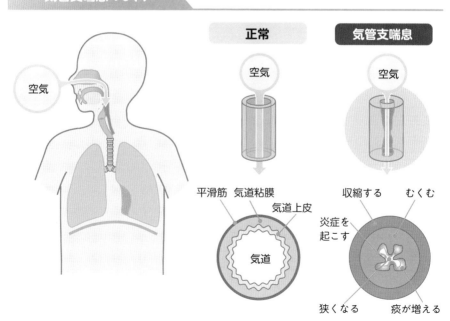

空気

正常

空気

平滑筋　気道粘膜

気道上皮

気道

気管支喘息

空気

収縮する　　むくむ

炎症を起こす

狭くなる　　痰が増える

胃炎と胃食道逆流症
患者数が増えている疾患

おもに細菌の感染による萎縮性胃炎と、食道の筋肉量減少や粘膜の萎縮などによる胃食道逆流症。胃食道逆流症は胃酸を逆流させ、嚥下障害を引き起こす。

高齢者に多い
菌の感染による胃炎

高齢者の胃炎（胃粘膜の炎症）の最大の原因は、ヘリコバクター・ピロリ菌の感染（→P156）による慢性炎症で胃粘膜の萎縮がすすむことです。これを**萎縮性胃炎**と呼びます。この胃炎を放置すると胃がんに移行するリスクがあるため、抗菌薬によるピロリ菌の除去が必要になります。

また、薬剤が引き起こす胃炎もありま

す。高齢者に多い関節リウマチ（→P124）などの痛みを抑えるために処方されることが多い**非ステロイド性抗炎症薬（NSAIDs）**は消化器への副作用が大きく、とくに胃炎の症状が約4割を占めています。副作用がある場合は、ほかの薬剤に変更する必要があります。

食道の筋肉の衰えによる
胃食道逆流症

加齢にともなう消化器の不調として次に注目すべきなのは、**胃食道逆流症**です。

胃粘膜の萎縮

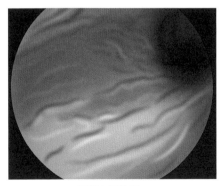

正常な胃粘膜

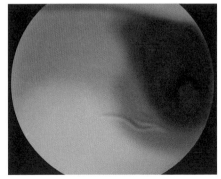

萎縮した胃粘膜

胃酸の逆流

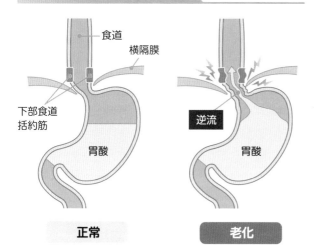

食道

横隔膜

下部食道
括約筋

胃酸

逆流

胃酸

正常

老化

ため、食道の加齢現象にともなって胃酸の逆流が多くなるからだと考えられています。

胃食道逆流症は、胸やけや胸の痛み、のどのつかえによる嚥下（えんげ）障害などを引き起こします。そのためプロトンポンプ阻害薬などの薬で胃酸を抑制する治療を行います。

胃炎を引き起こす菌の除去が進んだことによって胃の機能が回復して胃酸の分泌が高まり、胃食道逆流症になるという説もあります。しかし、ピロリ菌除去後の胃食道逆流症は一時的かつ軽度な場合も多く、胃がんのリスクを取り除くためにも除菌治療が推奨されています。

食道には、胃酸が逆流しないように食い止める**下部食道括約筋**（かつやくきん）があります。**食道括約筋**は筋肉ですので、加齢によって量が減って機能が低下します。加えて口腔機能が低下して唾液が減り、保護されていた食道粘膜が萎縮します。また食道を動かしてものを飲み込むぜん動も弱くなります。そのため、胃酸が逆流して下部食道にびらん（炎症によるただれ）や潰瘍ができるのです。

また加齢とともに胃食道逆流症にかかる率（有病率）は、女性のほうが高くなるという特徴があります（とくに70代）。これは、男性は加齢により胃酸の量が減る一方、女性は量が保たれている

胃食道逆流症の症状

- ☐ 胸焼けしたり、胸が痛んだりする
- ☐ のどに痛みやかゆみがある
  （のどの痛みが耳の痛みとして感じられることもある）
- ☐ のどが詰まったり、違和感があったりする
- ☐ 口の中の酸っぱい、または苦い液がこみ上げる
- ☐ せき込んだり、呼吸困難になったりする
- ☐ 食欲不振や吐き気、嘔吐がある

白内障と緑内障
進行すると失明にいたることも

加齢にともなって眼の水晶体が変質して白濁する白内障と、眼球を満たす液体の出口がつまって眼圧が上がる緑内障。とくに白内障は、多くの高齢者が発症する。

白内障になるのは
80代のほぼ100％

白内障と緑内障は、加齢による眼の病気として比較的よく知られています。

白内障は、眼のレンズの役割を担う水晶体が濁ることで、ものが見えにくくなる病気です。40代頃から発症しやすく、50代で45％、60代で75％、70代で85％、そして80代ではほぼ100％の人がかかるといわれています。初期のうちはまぶしさ（羞明）や夜間の視力低下などの症状がみられ、進行するとさらに視力が低下し、失明に至ります。

近視や糖尿病などの既往症があると発症しやすく、紫外線などの環境も影響しますが、発症のメカニズムははっきりわかっていません。水晶体は身体の大部分と同じように水分とタンパク質で構成されているため、加齢にともなって水晶体のタンパク質が酸化することにより、変質して白く濁るという説が有力です。

白内障による水晶体の濁りを治す薬はありません。そのため治療として、水晶体の代わりに人工の水晶体（眼内レンズ）を入れる手術が行われています。

自覚症状がない緑内障
失明のリスクが高い

緑内障は白内障以上に失明のリスクが高い病気です。40歳以上の中高年20人に1人がかかるといわれており、加齢との関係が示唆されています。初期は自覚症状がほとんどありませんが、だんだんと視野が大きく欠けるようになり、治療しないと失明することになります。

眼球には**房水**という液体があり、房水内による一定の圧力を**眼圧**といいます。加齢にともない眼球の組織は固くなり、房水の排出路（隅角）が詰まって眼圧が上がります。眼圧が高くなりすぎると、視神経が圧迫されて支障をきたし緑内障に至ります（**閉塞隅角緑内障**）。

病状の進行を遅らせるしかないため、治療としては眼圧を下げる点眼薬（目薬）を使用するほか、レーザーで光彩を切開したり、強膜（白目）の切開手術で房水を排出したりする手術が行われます。

現在では、眼圧が正常にもかかわらず視神経が障害される**正常眼圧緑内障**が増えています。その原因ははっきりわかっていません。

加齢による眼の病気

■ 白内障のしくみ

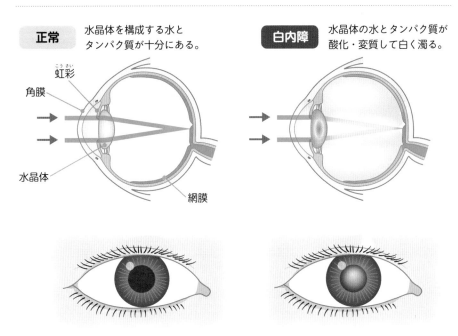

正常 水晶体を構成する水と
タンパク質が十分にある。

白内障 水晶体の水とタンパク質が
酸化・変質して白く濁る。

虹彩（こうさい）
角膜
水晶体
網膜

■ 緑内障のしくみ

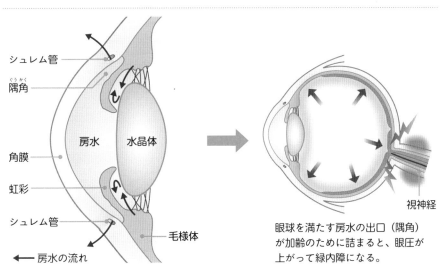

シュレム管
隅角（ぐうかく）
角膜
虹彩
シュレム管
房水
水晶体
毛様体
← 房水の流れ

視神経

眼球を満たす房水の出口（隅角）
が加齢のために詰まると、眼圧が
上がって緑内障になる。

119

骨粗鬆症
骨がもろくなり骨折しやすくなる

骨密度が低下する骨粗鬆症は、70代以上の女性の多くが罹患する。無症状だが、転倒による骨折などを招きやすく、フレイルやサルコペニアにもつながる。

骨粗鬆症による骨折が
フレイルやサルコペニアを招く

　骨粗鬆症（こつそしょうしょう）は、加齢にともなう**骨密度**の低下やタンパク質（コラーゲン）を中心とした**骨質**の劣化により、骨が弱くなって骨折しやすくなる病気です。骨をつくるのに重要な働きをするカルシウム、ビタミンD、ビタミンKの欠乏などが原因として挙げられ、高齢の女性に多いのが特徴です。70代以上の女性の約半数程度がかかっているといわれていま

す。

　骨質は、女性ホルモンである**エストロゲン**の影響を受けやすく、エストロゲンが減少すると、骨質は劣化していきます。とくに更年期（閉経前後10年間）に女性はエストロゲンが急激に減少するため、この時期に発症する骨粗鬆症を**閉経後骨粗鬆症**といいます。

　男性ホルモンのアンドロゲンの減少も骨粗鬆症の原因になりますが、女性のエストロゲンに比べて加齢で急激に減少す

骨粗鬆症の骨

健康

骨粗鬆症

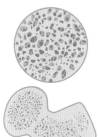

骨を支える骨梁（こつりょう）が連結していて、骨の強度を保っている。

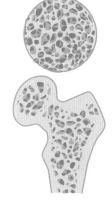

骨梁が細くなったり切れたりして、内部がスカスカになっている。

ることはないため、50代以上の女性が高い確率で骨粗鬆症にかかるのです。

骨粗鬆症になると、転倒などで大腿骨頸部や背骨（脊椎の圧迫骨折）、手首などを骨折しやすくなります。とくに股関節に近い**大腿骨頸部骨折**は転倒しやすい高齢者に多くみられ、骨折によって歩くことが難しくなり、そのまま寝たきりに移行して要介護状態となることが多いものです。骨粗鬆症自体は無症状ですが、フレイル（→P194）やサルコペニア（→P122）を防止するためにも、早期発見・早期治療が重要になります。

そもそも健康な骨では、古い骨が溶かされる**骨吸収**と新しい骨がつくられる**骨形成**が行われています（骨リモデリング、→P94）。しかし加齢にともない、骨形成より骨吸収のスピードが速くなっていきます。骨粗鬆症はこの現象にも影響を受け症状が進むのです。そのため、治療

骨粗鬆症の有病率

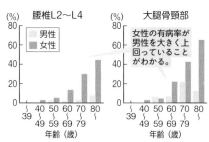

※日本骨粗鬆症学会「骨粗鬆症の予防と治療のガイドライン 2015年版」より

としては骨吸収を抑制する作用のあるビスフォスフォネート薬や、骨形成を助ける作用がある副甲状腺ホルモン薬の投与、または減少した女性ホルモンやカルシウム、ビタミンを補充する療法などが行われます。

また何より、転倒などで骨折して生活の質を落とさないことが重要です。運動機能を維持するために、適度な運動習慣が大切になってきます。

女性の骨密度の変化

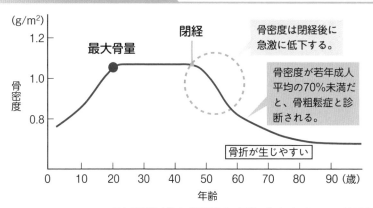

※日本骨粗鬆症学会「骨粗鬆症の予防と治療ガイドライン 2015年版」より

サルコペニア
筋肉が減少して筋力が低下

一般的にあまり知られていないサルコペニア。身体能力が低下するため、転倒や骨折、寝たきりの生活につながることも。診断チャートや自己診断法がある。

筋肉の衰えで身体機能が低下するサルコペニア

サルコペニアとは、加齢にともなって筋肉（とくに骨格筋）が減少して筋力が低下することにより、身体能力が低下する現象を指します。

日本ではおもにAWGS（Asian Working Group for Sarcopenia）という診断チャートを用いて、筋肉の量と機能の両方が低下している場合にサルコペニアと診断します。握力や歩行速度、椅子からの立ち上がりテストで筋力の低下を評価し、生体電気インピーダンス法（BIA法）、あるいは二重エネルギーX線吸収法（DXA法）により筋肉量の低下を調べます。加齢にともなう筋肉の低下は40歳頃から始まり、65歳以上の高齢者では15％程度がサルコペニアであると考えられます。

またさらに簡易なものとして、**指輪っかテスト**があります。骨格筋の変化によって筋断面の面積が減少するため、ふくらはぎ（下腿）の太さを調べることで、サルコペニアかどうかの判断の一助となるのです。

加齢にともなうサルコペニアのほか

サルコペニアの診断チャート

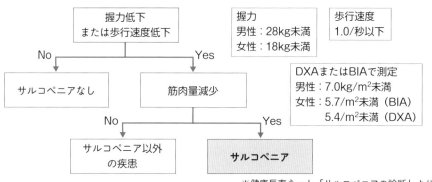

※健康長寿ネット「サルコペニアの診断」より

指輪っかテスト

方法

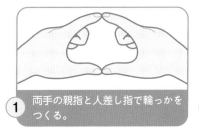

① 両手の親指と人差し指で輪っかをつくる。

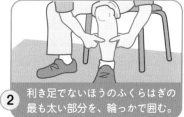

② 利き足でないほうのふくらはぎの最も太い部分を、輪っかで囲む。

診断

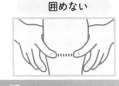

囲めない

ちょうど囲める

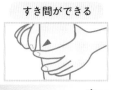

すき間ができる

低い　　　　サルコペニアの可能性　　　　高い

に、がんなどの病気を原因として筋肉が減少していく**カヘキシア（悪液質）**や、低栄養を原因としたもの、また寝たきりなどの不活動状態で起きるものなど、二次的な要因で起きるサルコペニアもあります。

　サルコペニアで身体能力が低下すると、**身体的フレイル**（→P194）を引き起こし、要介護や転倒・骨折による入院、基礎疾患の悪化といった全身への影響があらわれます。サルコペニアはほかの病気と違ってある程度自己診断ができるので、早めにチェックをしましょう。対策としては、適切な栄養をとったり適度な運動などをして日常的に動いたりすることが重要といわれています。

**加齢で運動器全般の働きが低下する
ロコモティブシンドローム**

　2007年から日本整形外科学会が提唱

しているロコモティブシンドローム（ロコモ）という概念もあります。これは筋力だけでなく、骨・関節・神経など、運動のために必要な運動器の加齢にともなう機能低下によって身体活動がしにくくなる現象を指します。防止するには、若年からの運動・食事習慣が不可欠です。

サルコペニアが招く悪循環

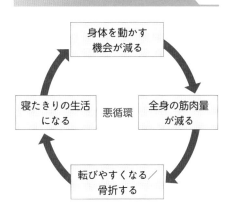

身体を動かす機会が減る → 全身の筋肉量が減る → 転びやすくなる／骨折する → 寝たきりの生活になる（悪循環）

関節リウマチ
関節の腫れや痛みが全身に広がる

幅広い年代の患者が多いリウマチは、発生のメカニズムが未解明。中高年になると、高齢発症関節リウマチやリウマチ性多発筋痛症を発症することも多い。

高齢での発症が増えてきた
関節リウマチ

関節リウマチは、関節に慢性炎症が起きて関節が腫れ、痛みをともなうようになる病気です。手足の指のような小さな関節の痛みにはじまり、手首、肩、足首、膝など、だんだんと大きな関節に痛みが広がっていきます。

現在もさまざまな研究が行われていますが、そもそもなぜ関節に炎症が起きるのかはわかっていません。関節リウマチは、その炎症により、白血球がつくる炎症性サイトカインなどが関節のまわりの細胞や組織を破壊していくメカニズムなのではないかと考えられています。

関節リウマチは30〜60代という幅広い年代の人がかかることで知られていました。また、女性がかかる比率が高く、男性の3〜4倍といわれています。

しかし、最近になり65歳以上の高齢者、とくに男性がかかるケースが増えています（**高齢発症関節リウマチ**）。高齢発症関節リウマチの原因も不明ですが、炎症を示す数値が高いことがわかっており、免疫の老化（→P34）による慢性炎

症との関連も考えられています。

また関節リウマチと似た病気で、**リウマチ性多発筋痛症**もあります。これは50代の中高年からの発症が多く、両肩や太腿など、手足の筋肉が痛むことが多い病気です。関節リウマチに似た関節の痛みもあり、区別に注意が必要です。

手指の関節リウマチ

関節が腫れたり変形したりして痛む。

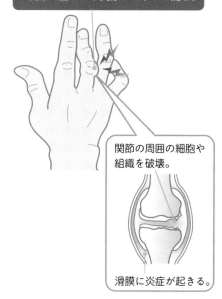

関節の周囲の細胞や
組織を破壊。

滑膜に炎症が起きる。

リウマチ患者の平均年齢

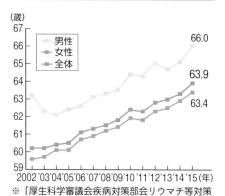

(歳)
- 男性
- 女性
- 全体

2002 '03 '04 '05 '06 '07 '08 '09 '10 '11 '12 '13 '14 '15 (年)

66.0
63.9
63.4

※「厚生科学審議会疾病対策部会リウマチ等対策委員会報告書」(NinJaデータベース2015) より

リウマチの進行度と薬や運動などでの治療

リウマチの進行度は4期に分かれてい

ます。高度になると骨が破壊され、末期には関節が変形してしまって動かすことができません。そのため、生活の質を著しく下げる症状だといえます。

現在では治療薬の開発が進んでおり、炎症や関節の破壊を抑えることができるようになりました。また以前の薬と比べて、肺炎などの副作用を引き起こす確率が減少しています。

また薬だけでなく、関節に負担をかけない運動療法や作業療法といったリハビリテーションが行われるほか、関節に負担がかからないように手のサポーターや履物などで固定する装具療法も、生活の質を維持する助けとなります。

リウマチの進行度

「通常の身の回り」には着衣、食事、入浴、体の手入れや排泄を含まれる。「職業的活動」は仕事、就学、家事、「非職業的活動」は娯楽、余技を指す。

分類	状態	通常の身の回り	職業的活動	非職業的活動
class Ⅰ	健康な人とほぼ同様に不自由なく生活や仕事ができる状態	○	○	○
class Ⅱ	多少の障害はあるが普通の生活ができる状態	○	○	△
class Ⅲ	身の回りのことは何とかできるが、外出時などには介助が必要な状態	○	△	△
class Ⅳ	ほとんど寝たきりあるいは車椅子生活で、身の回りのことが自分ではほとんどできない状態	△	△	△

○：可能 △：不可能

※厚生労働省「関節リウマチの機能障害度分類基準」(米国リウマチ学会の分類基準) より

前立腺肥大
腎臓の障害や排尿障害につながる

前立腺は男性にしかない。加齢による排尿障害の原因の多くは前立腺肥大で、
放置するとより大きな障害につながるおそれがあるため、生活習慣の改善が大切。

男性ホルモン減少にともなう
前立腺肥大

膀胱のすぐ下にある**前立腺**は、男性にだけある臓器です。前立腺は精液に含まれる前立腺液をつくります。前立腺液には、精子を保護して生殖を助ける役割があります。

加齢にともない、前立腺は大きくなります。これが**前立腺肥大**です。肥大する原因ははっきりわかっていませんが、加齢による男性ホルモン（アンドロゲン）が減って相対的に女性ホルモンが増えることが影響していると考えられているほか、遺伝、生活習慣や既往症（高血圧や肥満、糖尿病など）が影響しているという説もあります。

年齢を重ねてくると、尿が出ない、尿の切れが悪いといった**排尿障害**が目立つようになりますが、男性の場合、最大の原因は前立腺肥大です。前立腺は尿道を取り囲んでいるので、肥大によって尿道を圧迫するためです。

前立腺肥大を放っておくと、膀胱に尿が残って尿路感染が起きやすくなったり、膀胱結石ができたりすることがあります。また、膀胱に多量の残尿があると、腎臓から膀胱へ送られる尿の流れが悪くなり、腎臓が腫れる**水腎症**から腎不全を引き起こすリスクもあります。

さらに、加齢にともない排尿の回数が増える**頻尿**、とくに寝ているときにたびたびトイレに立つ**夜間頻尿**も目立つようになりますが、前立腺肥大患者の50〜70％がその原因となる**過活動膀胱**を合併しているといわれています。過活動膀胱とは、出にくい尿を出そうと膀胱に力を入れることが続いた結果、膀胱の筋肉が異常に反応するようになり、尿が貯まっていなくても尿意を催し、頻尿になってしまう状態です。

前立腺肥大の治療は、前立腺の大きさだけでなく、排尿障害などの症状をいかにコントロールするかが焦点になります。尿道を拡げる薬を使用したり、尿路感染や膀胱結石、水腎症などになる重篤な場合は、肥大した前立腺を削る内視鏡手術をしたりします。

また寝る前に水分を摂りすぎない、利尿性のあるコーヒーやアルコールを飲みすぎないといった生活改善も重要です。

前立腺と前立腺肥大

■ 前立腺の位置

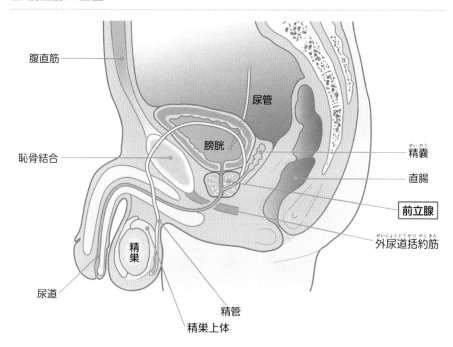

腹直筋

尿管

膀胱

恥骨結合

精囊 ^{せい のう}

直腸

前立腺

外尿道括約筋 ^{がいにょうどうかつ やくきん}

精巣

尿道

精管

精巣上体

■ 前立腺の肥大

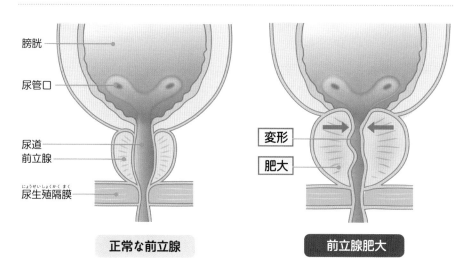

膀胱

尿管口

尿道
前立腺

尿生殖隔膜 ^{にょうせいしょくかくまく}

変形

肥大

正常な前立腺

前立腺肥大

127

更年期障害
身体的・精神的な不調があらわれる

女性は40〜50代、男性は40代になると更年期に入る。いずれもホルモンの分泌量が影響していると思われ、症状が重い場合はホルモン療法を受けられる。

ホルモンの変化が原因となる
女性の更年期障害

閉経とは、卵巣の活動が低下して最終的に月経が完全に停止した状態をいいます。日本人女性の平均閉経年齢は約50歳で、早い人では40代前半、遅い人では50代後半に閉経を迎えます。

また、閉経前の5年間と閉経後の5年間とをあわせた10年間を**更年期**といいます。更年期にはさまざまな体調の変化がありますが、ほかの病気をともなわないものを**更年期症状**、その症状が重く日常生活に支障をきたすものを**更年期障害**といいます。

更年期に卵巣の活動が低下すると、女性ホルモンである**エストロゲン**は乱高下しながら徐々に低下していきます。また、加齢による身体的変化や、年齢特有の家

男女の更年期障害

女性のおもな症状

■身体症状
・ほてり、のぼせ、発汗
・動悸
・頭痛
・肩こり、腰痛、背中の痛み
・冷え
・しびれ
・疲労感
■精神症状
・抑うつ
・情緒不安定
・不眠

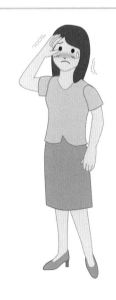

庭や職場における人間関係といった社会的要因も影響して、更年期障害が起きるとみられています。

更年期症状には、ほてり、のぼせ、発汗といったものがとくに目立ち、ほかにはめまい、動悸、頭痛、肩こり、腰や背中、関節の痛み、冷え、しびれ、疲れやすさといったさまざまな症状がみられます。また、抑うつや情緒不安定、不眠といった精神的な症状がみられることもあります。

治療には薬物療法（ホルモン補充療法、漢方薬、向精神薬）や生活習慣改善、心理的アプローチが効果的です。

男性にもホルモンの変化による更年期障害がある

あまり注目されませんが、男性にも更年期障害があります。それが、男性ホルモンの減少による**加齢性腺機能低下症**（かれいせいせんきのうていかしょう）**（Late-Onset Hypogonadism：LOH症候群）**です。40代以降になると起こり、女性の更年期のような区切りがなく、長引くこともあります。

症状は、女性の更年期のような身体症状・精神症状に加え、勃起障害（ED）や性欲の低下といった性機能異常が目立ちます。またテストステロンが減少すると、糖尿病や肥満、メタボリックシンドローム、骨粗鬆症や動脈硬化にともなう心疾患のリスクも招きます。またテストステロン値が高い男性ほど長寿であるという研究もあります。

治療は女性同様、ホルモン補充療法などの薬物療法が有効です。

男性のおもな症状

■身体症状
・肩こり、腰痛、背中の痛み
・疲労感
・勃起障害
・性欲の低下
・前立腺障害
・生活習慣病のリスク増
・メタボリックシンドローム
■精神症状
・抑うつ
・不眠
・集中力、記憶力の低下

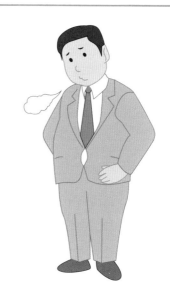

睡眠障害
十分な睡眠がとれなくなる

加齢にともない、体力を十分に回復させるのに十分な睡眠時間はとれなくなる。
また、睡眠時無呼吸症候群やレストレスレッグス症候群などの病気も要注意。

眠れないのに横になる時間が長く不眠だと感じてしまう

　高齢になると横になっている時間（臥床時間）が長く、とくに70代以上の場合は平均8時間と長めです。そのため寝つきが悪かったり、夜間に何度も目が覚めたりすることで、不眠であることを強く感じてしまうことがあります。

　まずは睡眠習慣を「遅寝早起き」にし

て、臥床時間を減らすことが重要です。それでも不眠が改善しない場合は睡眠薬の使用も検討しますが、高齢者は薬によってせん妄やふらつきといった副作用が強く出たり、ベンゾジアゼピン系睡眠薬を使うと認知機能の低下を招いたりする場合があるため、使用に際しては注意が必要です。

　不眠症以外にも、加齢にともない睡眠

「不眠」の現実

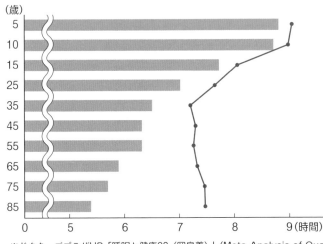

棒グラフは脳波測定による客観的な睡眠時間で、折れ線が臥床時間（横になっている時間）。高齢になるにしたがい、臥床時間と睡眠時間の差が大きいことがわかる。

※ドクターズプラザHP「睡眠と健康03（岡島義）」（Meta-Analysis of Quantitative Sleep Parameters From Childhood to Old Age in Healthy Individuals: Developing Normative Sleep Values Across the Human Lifespanをもとに岡島氏作成）より

時にみられる病気があります。

■**睡眠時無呼吸症候群**：睡眠時にたびたび呼吸が止まったり、呼吸が浅くなったりする病気です。40代以上の男性に多く、肥満、喫煙や飲酒の習慣が影響していると考えられています。睡眠時間が短くなることで日中に眠くなるだけでなく、酸素が足りずに高血圧になったり、ホルモン分泌への影響で糖尿病になりやすくなったりするともいわれています。

治療には、経鼻的持続陽圧呼吸（CPAP）装置を使って睡眠中に鼻から空気を送り、気道の閉塞を防ぐ方法などがあります。また、肥満の場合は減量に努める必要があります。

■**レストレスレッグス（むずむず脚）症候群**：就寝中、脚にむずむずするような不快感があり、睡眠が妨げられる病気です。成人の3％にみられますが、脳の神経伝達物質であるドパミンの働きが阻害されて起きるとされ、同じようにドパミンが影響する**パーキンソン病**（→P106）との関連も注目されています。

またレストレスレッグス症候群は、就寝中に脚にピクピクするような異常な動きがみられる**周期性四肢運動障害**を合併することもあります。周期性四肢運動障害は高齢者にとくに多くみられます。症状が軽い場合は、カフェインやアルコールを控える、不足した鉄分を補うなどの生活習慣改善によりよくなる場合がありますが、症状が強い場合はパーキンソン病と同じくドパミン作動薬を使うこともあります。

睡眠時無呼吸症候群

正常

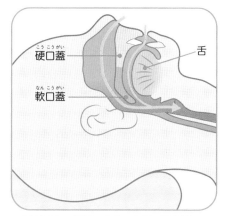

舌が正しい位置にあり、空気の通り道である気道をふさいでいない。

睡眠時無呼吸

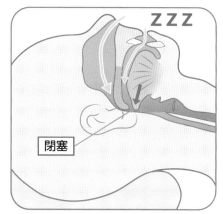

舌が下がって気道を狭くするため（閉塞）、十分に呼吸ができない。

摂食障害と嚥下障害
誤嚥性肺炎での死亡者が増加

歯や舌、唾液腺などの口腔、食道などの機能が低下することで、食べ物を噛んだり飲み込んだりする力が衰える。その結果、誤嚥性肺炎を招くケースが増えている。

高齢者に多い
摂食・嚥下障害

摂食（食物を食べる）・**嚥下**（食物を飲み込む）には、認知期（先行期）、準備期、口腔期、咽頭期、食道期という5つの段階があります。「準備期」では食物を噛んで唾液と混ぜますが、高齢者の場合、歯がなかったり、唾液の分泌が少なかったりするため、この段階でうまくいかないこともあります。

また「口腔期」や「咽頭期」には、加齢による舌やのどの筋力低下、食道の変形（狭窄）、また脳血管障害による麻痺や胃食道逆流症による食道の機能障害といった既往症が原因で、うまく嚥下ができないことがあります。認知症やフレイルも誤嚥のリスク因子になります。

「咽頭期」にうまく気道が閉まらず、食道ではなく気道に食物が入ってしまうことを**誤嚥**といいます。誤嚥には、むせ

嚥下のメカニズム

加齢により、準備期には十分に噛めないため、また口腔期、咽頭期には舌や喉の筋力が低下したり、食道が狭くなったりするため、食物を適切に飲み込めなくなる。

①認知期（先行期）	②準備期	③口腔期	④咽頭期	⑤食道期

  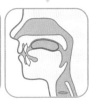

食物を認識する。	歯で噛む。	舌でのどに送り込む。	飲み込む。	食道から胃に送る。

る（咳反射が起こる）顕性誤嚥と、むせない不顕性誤嚥があります。後者では睡眠中に発生した場合に唾液が気道に入ることもあり、自分自身や介護している人も気づかないこともあります。

食物が肺に入ることで細菌が繁殖して起こるのが**誤嚥性肺炎**です。厚生労働省の2021年の人口動態統計によると、誤嚥性肺炎は全死因の6位です。誤嚥を軽視せず、予防に努めることが大切です。

肺炎の原因となる細菌は、おもに歯周病などによる口腔内の衛生状態の悪化で発生します。そのため、歯科医や歯科衛生士などの指導による**口腔ケア**が重要になってきます。

また食事にとろみをつけて、飲みやすくするなどの工夫も重要です。

飲み込みにくい、むせやすいなどの自覚症状がある場合は、「反復嚥下テスト」「改訂水飲みテスト」といった**嚥下テスト**を行うこともあります。ただしテスト中の誤嚥を防ぐため、必ず医師の指導のもとで行う必要があります。異常があった場合は、嚥下内視鏡検査で診断後、言語聴覚士などによる摂食・嚥下機能のリハビリテーションを行うこともあります。

また咳反射を増やすことで誤嚥を防ぐことができるようにするため、高血圧の薬であるACE阻害薬が予防薬として投与されることもあります。

誤嚥性肺炎のしくみ

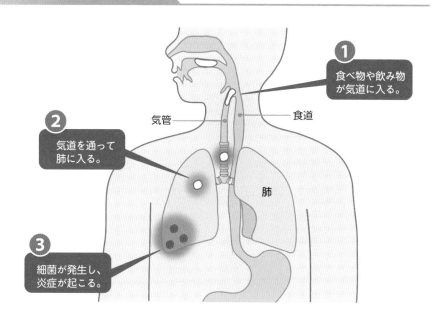

❶ 食べ物や飲み物が気道に入る。

気管 ── ── 食道

❷ 気道を通って肺に入る。

肺

❸ 細菌が発生し、炎症が起こる。

感染症

免疫機能の低下でかかりやすくなる

加齢にともなって病原体と戦う力が弱まると、感染症にかかりやすくなる。また、重症化したり、合併症を併発したりすることもある。感染経路を知ることも重要。

加齢で免疫機能が低下し感染症にかかりやすくなる

一般的によく知られる風邪やインフルエンザのように、病原体が原因でさまざまな症状が出ることを**感染症**といいます。加齢にともない免疫機能が低下して病原体への抵抗力が弱まると、感染症にかかりやすくなります。加えて高齢者は基礎疾患をもっていることも多く、重症化するケースもみられます。若い人ならすぐ治る感染症でも、免疫機能が働かずに合併症になり、肺炎などにかかって生命をおびやかされるリスクも生じます。

厚生労働省の2021年の人口動態統計によると、日本人の死亡原因のなかで最上位の感染症関連の病気は、誤嚥性肺炎を除く**肺炎**です（5位）。とくに**肺炎球菌**の感染による肺炎が、肺炎による死亡者の約2割とされています。誤嚥性肺炎とは異なり、これらの肺炎の多くは日常生活を送るなかで、咳やくしゃみといった飛沫感染が発症の原因となります。

また高齢者は、医療機関や介護施設で**MRSA（メシチリン耐性黄色ブドウ球菌）**に感染することもあります。MRSAは抗菌薬（抗生物質）が効きにくくなる薬剤耐性菌で、院内や施設内感染で広がりやすいのが特徴で

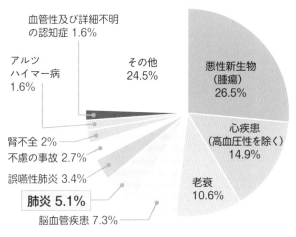

日本人のおもな死因

- 血管性及び詳細不明の認知症 1.6%
- アルツハイマー病 1.6%
- 腎不全 2%
- 不慮の事故 2.7%
- 誤嚥性肺炎 3.4%
- 肺炎 5.1%
- 脳血管疾患 7.3%
- その他 24.5%
- 悪性新生物（腫瘍）26.5%
- 心疾患（高血圧性を除く）14.9%
- 老衰 10.6%

※厚生労働省「令和3年（2021）人口動態統計月報年計（概数）の概況」より

感染症と病原体

ウイルス	細菌	真菌（カビ）
■おもな病原体 ノロウイルス、インフルエンザウイルス、新型コロナウイルスなど ■おもな感染症 感染性胃腸炎、インフルエンザ、COVID-19など	■おもな病原体 ブドウ球菌、大腸菌、結核菌、ボツリヌス菌など ■おもな感染症 感染性胃腸炎、腸管出血性大腸菌（O157）感染症、結核など	■おもな病原体 白癬菌、アスペルギルスなど ■おもな感染症 白癬（水虫）、アスペルギルス症など

原虫	蠕虫	衛生動物
■おもな病原体 マラリア原虫、トキソプラズマなど ■おもな感染症 マラリア、トキソプラズマ症など	■おもな病原体 回虫、蟯虫、アニキサスなど ■おもな感染症 回虫症、蟯虫症、胃アニサキス症など	■おもな病原体 ダニ、ノミ、蚊など ■おもな感染症 クリミア・コンゴ出血熱、ウエストナイル熱、日本脳炎など

す。入院中や施設での生活中だけでなく、退院・退所後に時間差で発症することも多いようです。

　高齢者の肺炎は、発熱・咳・痰といった典型的な症状が出にくいことが多く、「なんとなく元気がない」といったわかりにくい症状がみられることが特徴です。抗菌薬による薬剤療法からICUなどでの全身管理をしながらの治療まで、重症度に応じて治療を進めていくことになります。

　2020年から感染が拡大した**新型コロナウイルス**は肺炎を引き起こすことがありますが、高齢であることが重症化リスク因子になることがわかっています。多くの感染症と同じく、免疫機能の低下がその原因とみられています。

　また中高年であっても、糖尿病、脂質異常症、高血圧症などの基礎疾患や、肥満、喫煙などを原因とする病気が重症化リスク因子になることもわかっています。これらも、病気などによる免疫機能の低下が重症化の原因と考えられています。

感染症の感染経路

垂直感染	水平感染	
母子感染	空気感染	昆虫・動物
出産時は産道を通して、出産後は母乳を通して感染。	空気中に浮遊する飛沫から感染。	蚊やネズミとの接触から感染。
	飛沫感染	接触感染
	咳やくしゃみなどから感染。	病原体が付着した物体や人から感染。

帯状疱疹
痛みをともなう後遺症になることも

子どもの頃に水ぼうそうにかかったことがある場合、成長後、皮膚の感覚神経節にひそんでいたウイルスが活性化して、発疹があらわれることがある。

免疫機能が低下する
高齢者に多い帯状疱疹

帯状疱疹（たいじょうほうしん）は、水ぼうそう（水痘（すいとう））にかかったあと、またはかかったことがある人がなる病気です。水ぼうそうにかかったことによる免疫の低下で起きますが、同様に加齢やストレスによる免疫機能の低下（T細胞の減少）でも罹患することがわかっており、高齢者の多くが帯状疱疹に悩まされています。発症者の数は60代が多く、人口ごとの発症率のピークは70代といわれています。

一度水ぼうそうにかかると、体内には**水痘・帯状疱疹ウイルス（VZウイルス）**が残り続けます。ウイルスは末梢神経のうち、痛みなどを感じる感覚神経の根元にある感覚神経節にひそんでいます。免疫機能が低下して、ひそんでいたウイルスが再び活性化することにより、初期症状として体の左右のどちらかにチクチクとした痛みを引き起こします。**単純ヘルペス**に症状が似ていますが、帯状疱疹は部分的な発疹にとどまります。

その後、痛みが出た箇所に激痛とともに発疹があらわれ、水ぶくれ（疱疹（ほうしん））に

なります。感覚神経にそって帯状に症状が出るのが特徴です。

帯状疱疹が治っても、**帯状疱疹後神経痛**という後遺症が残ることがあります。これは帯状疱疹による急性炎症で神経が傷つき、痛みが長引く病気です。高齢者（60代以上）はとくにかかりやすいといわれています。症状が軽ければ痛みは3〜6ヶ月でおさまりますが、重症化すると5〜10年に及ぶ場合があり、生活の質を落とす原因になってしまいます。

治療は抗ウイルス薬と鎮痛薬
入院が必要な場合もある

帯状疱疹の治療では、炎症の原因となっているウイルスの活動を抑える抗ウイルス薬が投与されます。それとともに、鎮痛薬を用いて炎症の痛みを抑えます。

重症化して痛みが激しい場合は、神経やその周囲に麻酔薬を注射する神経ブロックを行うこともあります。これは帯状疱疹後神経痛の場合も同様です。またとくに重症度が高い場合は、入院して抗ウイルス薬を点滴投与することもあります。50歳以上の人は帯状疱疹の予防接種（ワクチン）を受けることができます。

帯状疱疹のメカニズム

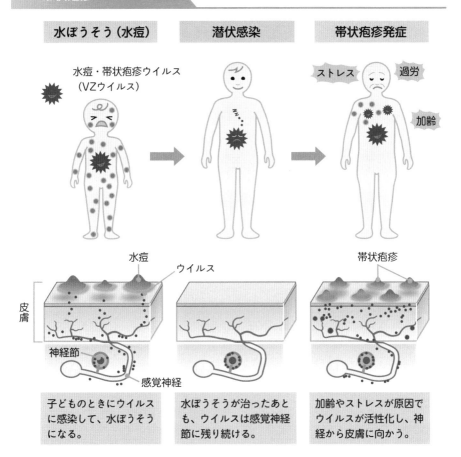

水ぼうそう（水痘）　　　潜伏感染　　　帯状疱疹発症

水痘・帯状疱疹ウイルス
（VZウイルス）

ストレス　過労

加齢

水痘　　ウイルス

帯状疱疹

皮膚

神経節

感覚神経

子どものときにウイルスに感染して、水ぼうそうになる。

水ぼうそうが治ったあとも、ウイルスは感覚神経節に残り続ける。

加齢やストレスが原因でウイルスが活性化し、神経から皮膚に向かう。

帯状疱疹になりやすい条件

☑ 50歳以上

☑ ストレスが多い

☑ 病後で体力が低下している

☑ 免疫抑制薬を飲んでいる

☑ 疲労がたまっている

☑ 糖尿病やがんなどの基礎疾患がある

精神疾患
後期高齢者のうつと自殺

高齢者に特有の背景が原因となり、うつ病や不安障害に悩む後期高齢者も少なくない。うつ病には認知症やパーキンソン病由来のものもあるので、注意が必要。

若年層だけの病気ではない
うつ病と不安障害

老化にともなって起きやすくなる病気は、身体的なものばかりではありません。若いときにはそれほどでもなかったのに、年齢を重ねるにしたがい、気持ちが落ち込んだり、意欲が低下したりする抑うつの症状がみられることがあります。これらの症状は**認知症**（→P104）や**パーキンソン病**（→P106）の症状でもありますが、これらの病気によらず、高齢者がかかるうつ病のことを、とくに**老年期うつ病**といいます。

老年期うつ病が加齢にともなう脳の機能の衰えに起因しているかどうかは明らかになっていませんが、身体機能の衰えからくる心身の不調、身近な人との死別などのライフイベントの増加、労働をはじめとした社会参加などの場の減少といった老年期特有の社会生活的背景が、影響している可能性が考えられます。

うつ病のほか、**不安障害**も高齢者にみられることがあります。おもな症状は不安感ですが、身体のこわばりや痛み、動悸や息苦しさといった身体上の症状もみ

られます。そしてそれが**睡眠障害**（→P130）につながることもあります。

老年期うつ病と同様、背景には加齢にともなう身体機能の衰えや社会生活面の変化が影響していると考えられています。

老年期うつ病や不安障害の治療には、おもに抗うつ薬などの薬を用いますが、高齢者の場合、若い人と比べて薬による影響が強く出てしまうことがあるほか、既往症でほかの薬を服用していることも多いため、処方や服用、相互作用に注意が必要とされます。

健康問題を理由に
自殺をする高齢者が多い

高齢者の精神疾患による最悪の結果といえるものが**自殺**です。2009〜2019年の後期高齢者の自殺原因でもっとも多いものが「健康問題」です。そのうち1位は身体的な病気によるものですが、うつ病、またはその他の精神疾患も上位を占めているのです。認知症やパーキンソン病が原因の場合もありますので、気持ちの落ち込みや不安を感じた場合は、ひとりで悩んだりせず、心の医療の専門家へ相談することをおすすめします。

老年期うつ病のおもな背景

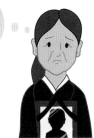

- 身体機能の衰えからくる心身の不調
- 身近な人との死別などのライフイベントの増加
- 労働をはじめとした社会参加などの場の減少

後期高齢者の自殺

■ 自殺者の推移

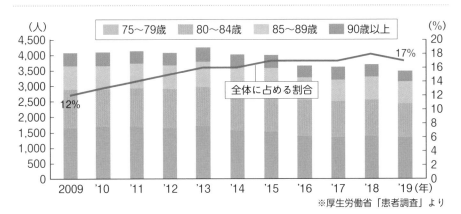

75〜79歳　80〜84歳　85〜89歳　90歳以上

全体に占める割合

12%　17%

※厚生労働省「患者調査」より

■ 自殺の原因

	2009年	2010年	2011年	2012年	2013年	2014年	2015年	2016年	2017年	2018年	2019年
健康問題	2,808	2,858	2,758	2,769	2,804	2,693	2,619	2,437	2,421	2,434	2,360
家庭問題	618	654	651	619	630	614	599	571	555	598	533
経済・生活問題	147	163	156	171	164	145	160	159	156	146	174
勤務問題	6	6	15	19	13	10	18	9	16	14	16
男女問題	13	12	6	6	7	5	8	4	6	8	4
その他	295	293	297	271	274	251	278	223	239	232	207

※警察庁「自殺統計」より

生活習慣病って、どんな病気？

生活習慣が原因で起きる病気の総称のこと

健康診断やかかりつけのクリニックなどで、「**生活習慣病に気をつける**」よう言われる人も多いでしょう。よく耳にすることばですが、そもそも、この生活習慣病とはいったい何を指すのでしょうか？

日本国内で生活習慣病についての議論がされはじめたのは、1996年。厚生省（当時）による「生活習慣に着目した疾病対策の基本的方向性について」という文書のなかで、**成人病**に変わることばとして言及されるようになったことがきっかけです。その文書のなかでは、生活習慣病にあたる病気として、「主として、**脳卒中**、**がん**、**心臓病**」が挙げられています。そのほか、次の表のような病気が、食習慣、運動習慣、喫煙、飲酒といった生活習慣が原因で起きると考えられました。そのことから、生活習慣病と呼ばれるようになった、という経緯があるようです。

食習慣	インスリン非依存糖尿病（2型糖尿病）、肥満、脂質異常症（家族性のものをのぞく）、高尿酸血症、循環器病（先天性のものをのぞく）、大腸がん（家族性のものをのぞく）、歯周病など
運動習慣	インスリン非依存糖尿病（2型糖尿病）、肥満、脂質異常症（家族性のものをのぞく）、高血圧症など
喫煙	肺扁平上皮がん、循環器病（先天性のものをのぞく）、慢性気管支炎、肺気腫、歯周病など
飲酒	アルコール性肝疾患など

その後、2003年に健康増進法では「がん及び循環器病」、2000年に発表された基本方針「21世紀における国民健康づくり運動」（健康日本21）では、「がん、心臓病、脳卒中、糖尿病等」を生活習慣病と定義されています。

このように法律や政府の基本方針での定義はまちまちですが、一般的に生活習慣病という場合、「食事や運動、休養、喫煙、飲酒などの生活習慣が深く関与し、それらが発症の要因となる疾患の総称」ととらえておけばよいでしょう。

国の健康対策は
二次予防から一次予防へ

　これらの病気は、以前は「成人病」と呼ばれていたことからもわかるとおり、加齢にともないやむなく発症するものと考えられてきました。しかし近年では、生活習慣に注意すれば発症率を下げることができるという考え方に変わってきました。そして、かつては病気の早期発見・早期治療をめざす「二次予防」が重視されていたのに対し、現在では健康増進や発病予防を重視する「**一次予防**」、つまりは生活習慣病を防ぐことが、国の健康対策の根本になってきたのです。

　その背景には、日本人の死因となる病気のうちの約半分がいわゆる生活習慣病であり、医療費の構成割合の3割を占めているという実情があります。生活習慣病が予防できれば、医療費を抑えることができるということです。

　また政府は、病気のない状態で年齢を重ねていく健康寿命の延伸（→Ｐ188）に注力しています。

　生活習慣を改めるのに「早すぎる」はありません。65歳以上の高齢者になってからではなく、できるだけ早い段階で生活習慣を改善し、いかに健康な老後を送るかが、これからさらに重視されていくでしょう。

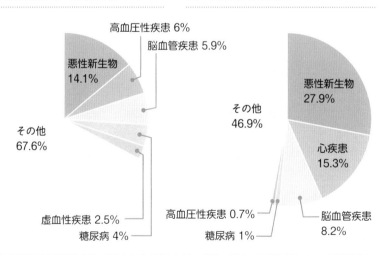

■ 一般医療費の構成割合

高血圧性疾患 6%
脳血管疾患 5.9%
悪性新生物 14.1%
その他 67.6%
虚血性疾患 2.5%
糖尿病 4%

■ 死因別死亡割合

悪性新生物 27.9%
その他 46.9%
心疾患 15.3%
高血圧性疾患 0.7%
糖尿病 1%
脳血管疾患 8.2%

※日本生活習慣病予防協会HP「健康日本21（第２次）の推進に関する参考資料をもとに統計数値を更新」より

原因はさまざま 高齢者の貧血

貧血は年齢を問わずにあらわれる症状です。しかし、高齢者は若年層と異なる原因で貧血になることがあり、注意が必要です。

貧血とは、血液中の赤血球に含まれる**ヘモグロビン**が減少することによっておきます。ヘモグロビンは鉄分とタンパク質が結びついたもので、肺で酸素と結びつき、身体中に酸素を送る働きがあります。鉄分が不足するとヘモグロビンをつくり出すことができず、身体中に酸素を行き渡らせることができなくなり、動悸や息切れ、疲れやすさといった症状があらわれます。これを**鉄欠乏性貧血**といいます。

多くの貧血はこの鉄欠乏性貧血ですが、高齢者の場合、別のさまざまな原因から貧血が起こることもあります。たとえば、がんがある場合、がんができた部位からの出血や、がん細胞が骨髄へ入り込む骨髄浸潤が貧血の原因になります。また、胃がんの手術で胃を摘出すると胃が鉄を吸収する作用があるため、ヘモグロビンがつくる栄養が不足して貧血になることもあります。

さらに、抗がん剤治療や放射線治療のために骨髄で赤血球などの血液細胞をつくる力が低下したり、赤血球が壊れやすくなったりすることで貧血を起こすこともありますし、感染症などが原因になることも考えられます。

また、軽度で原因が特定できず、1年以上続くものを**老人性貧血**といいます。幹細胞の老化によって血をつくる造血系細胞の機能が低下したり、赤血球を刺激するホルモンに対する感受性が低下したりすることなどが要因だと考えられており、経過観察が必要です。

このように、高齢者の貧血の原因はさまざまです。また高齢者の場合、認知症のような物忘れや狭心症にみられる胸の痛みなど、ほかの病気と似た症状を示すこともあり、貧血が見逃されることもあります。バランス取れた食事や適度な運動をして予防を心がけ、症状があらわれた場合は、かかりつけの医師の相談をするようにしましょう。

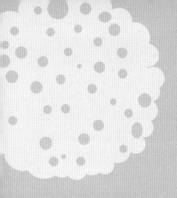

PART5

老化とがん

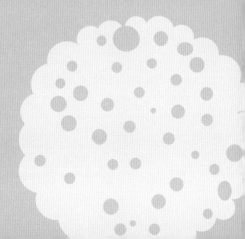

遺伝子の変異とがん遺伝子
老化するとがんになりやすい?

がんには遺伝子異常が認められる。遺伝子異常は年齢とともに蓄積するため、老化とがんは関係が深いとも考えられる。

**がん遺伝子は
遺伝子の変異によってできる**

日本人の2人に1人が、一生のうちに**がん**と診断されるといわれています。がんには胃がんや肺がん、白血病など種類がたくさんあり、身体のいたるところで発病し、出現する症状もそれぞれ異なります。

また、がんは子どもから高齢者まで幅広い年代で発症します。ということは、老化とがんは関係がないのでしょうか。

がんには、遺伝子の異常が認められることがわかってきています。そして遺伝子異常は老化するにしたがい蓄積します。そういった観点からすると、がんは老化にともない発病する人が増える病気

がん死亡者数の推移

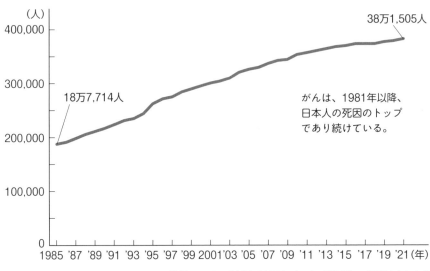

（人）

400,000

38万1,505人

300,000

18万7,714人

がんは、1981年以降、日本人の死因のトップであり続けている。

200,000

100,000

0

1985 '87 '89 '91 '93 '95 '97 '99 2001 '03 '05 '07 '09 '11 '13 '15 '17 '19 '21 (年)

※がん情報サービス「全国がん死亡データ（1958年〜2021年）」より

だということもできるでしょう。

遺伝子異常が起きる理由として、おもに「DNAの複製エラー」「紫外線などの外的ストレス」「老化細胞などによる慢性炎症」の3つがあげられます。ここでは、DNAの複製エラーについて詳しく見ていきましょう。

細胞は分裂をくり返すことで増殖し、私たちの身体を形づくること（→P24）、さらに、ひとつの細胞が2つに増えるとき、タンパク質の設計図ともいえるDNAを複製して細胞が増えること（→P26）をPART1で解説しました。

一方で、DNAの複製過程では、エラーを起こすことがあります。エラーが起きても、ほとんどの場合で修復されますが、まれに修復されないこともあるのです。この**複製エラー**が起こった細胞は、最初のDNAとは異なる遺伝情報をもつことになります。このDNAの変化を**変異**といいます。

変異は生物の進化に役立つこともありますが、病気の原因になることもあります。遺伝子はそれぞれ決められた役割があります。なかでも細胞の増殖と抑制をコントロールする役割を担う遺伝子（**がん遺伝子**）に変異が生じると、細胞の増殖をコントロールできなくなります。がん遺伝子は名前に「がん」とついていますが、正常な細胞にもある遺伝子です。そして、**がん細胞**ではがん遺伝子に変異が起こっています。

がん種別の統計

がん罹患数の順位（2019年）

	1位	2位	3位	4位	5位
総数	大腸	肺	胃	乳房	前立腺
男性	前立腺	大腸	胃	肺	肝臓
女性	乳房	大腸	肺	胃	子宮

大腸は、結腸と直腸をあわせた数

がん死亡数の順位（2021年）

	1位	2位	3位	4位	5位
総数	肺	大腸	胃	膵臓	肝臓
男性	肺	大腸	胃	膵臓	肝臓
女性	大腸	肺	膵臓	乳房	胃

※がん情報サービス「最新がん統計まとめ」より

■ 遺伝子の変異

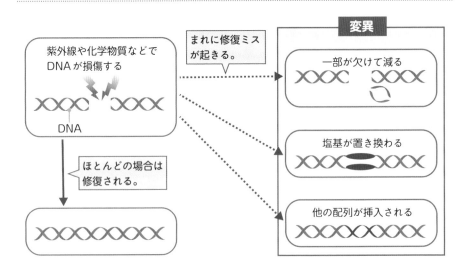

■ がんの発症

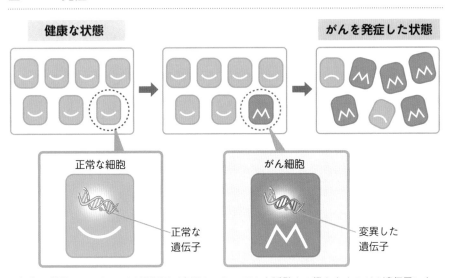

細胞の増殖にかかわるがん遺伝子が変異すると、がんを誘発する働きをするがん遺伝子になることがある。がん遺伝子が変異した「がん細胞」が増えていくと、がんが発症する。

通常の細胞は、必要なときに必要なだけ細胞分裂を行います。そして、細胞数が充足した段階で分裂は止まります。しかし、がん遺伝子に変異が起こると、細胞増殖をコントロールできなくなり、がん細胞が増えていきます。

紫外線などの外的ストレスもがんの原因となる

遺伝子に傷をつけ変異させる因子のひとつに、環境によるものがあります。代表例として、紫外線やたばこなどに含まれる化学物質、ウイルスがあげられます。がんを引き起こすこれらの因子が、細胞の核へと入り込み、DNAに傷をつけて複製エラーや変異につながるといわれています。

がんになりやすい家系はある？基礎疾患や遺伝にともなう影響も

さて、がんは遺伝するのでしょうか。

遺伝子の変異が親子で伝わるがんを**遺伝性がん**といいます。じつは、がん全体のなかで遺伝性がんの割合は低く、約5％といわれています。遺伝とは無関係のがん（**散発性がん**）のほうが約95％と、圧倒的に多いのです。

一方で、がん発症のリスクを高める肥満や高血圧、糖尿病といった生活習慣病は、生活習慣と遺伝的な要因が重なって発症すると考えられています。そういう意味では、がんの発症と遺伝は関連が強いともいえます。

遺伝性がんと散発性がん

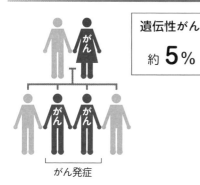

遺伝性がん

約 **5**％

がん発症

おもな遺伝性がんには、大腸がん（リンチ症候群）、遺伝性乳がん、皮膚がん（遺伝性黒色腫）などがある。

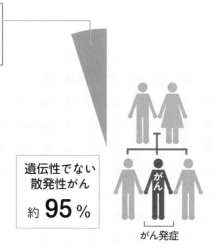

遺伝性でない
散発性がん

約 **95**％

がん発症

※国立がん研究センター「「がん」と「遺伝」Q&A キホンのキ」より

細胞のがん化
がんとは「悪性腫瘍」のこと

がん細胞が分裂を繰り返して増殖すると、悪性腫瘍になる。がんの増殖には、「がん抑制遺伝子」がかかわっている。

がん細胞が無秩序に増え続けかたまって悪性腫瘍になる

がんを誘発する遺伝子がある一方、遺伝子には、がんになることを防ぐものもあります。それが、**がん抑制遺伝子**です。がん抑制遺伝子にはいくつか種類があります。たとえば、がん細胞の分裂を停止させる遺伝子や、がん細胞ができる前に修復する遺伝子、がん化してしまった細胞に対して**細胞死（アポトーシス）**を誘導する遺伝子などです。

がん抑制遺伝子が変異すると、細胞の働きやしくみは調整がきかなくなり、秩序を失って、がんが起こる一因となることがあります。たとえば、細胞分裂を停止させるがん抑制遺伝子が変異すると、がん細胞は必要がなくても分裂をくり返し、細胞周期のG0期（→P28）に入ることはありません。そのため、がん細胞はどんどん増殖し、栄養を必要以上に消費してしまったり、本来あるべき細胞の居場所を奪ってしまったりして、組織や器官を破壊してしまうのです。

このように、がん細胞が秩序を失って増え続け、かたまりになったものを**悪性腫瘍**といいます。一般的にいう「がん」は、この悪性腫瘍のことを指します。

がんが染み出す浸潤と移動先で増殖する転移

腫瘍は増え方や広がり方によって、大きく悪性腫瘍と良性腫瘍にわかれます。

悪性腫瘍では、がん細胞が増殖する過程で、周囲にしみ出すように広がる**浸潤**と、血液やリンパ液などの流れにのって身体の離れた場所へ移動する**転移**がみられます。悪性腫瘍は、何もしないでいると全身に広がりやすく、治療が必要な場合がほとんどです。

一方、良性腫瘍は浸潤や転移が少なく、ゆっくり大きくなります。そのため、症状が出ないものや、命に影響しないものが多くなります。

遺伝子異常が段階的に起こる多段階発がん

多くのがんでは、正常な細胞ががん細胞になって浸潤や転移をするまでに、複数の遺伝子異常が起こると考えられています。遺伝子が段階的に変化して遺伝子異常が起こったがんのことを、**多段階発がん**といいます。

がん遺伝子とがん抑制遺伝子

■ がん抑制遺伝子の働き

遺伝子が傷ついてがん化のリスクが生じると、がん抑制遺伝子は、がんを抑制する物質（タンパク質）をつくり出す。がん抑制遺伝子には3つの種類がある。

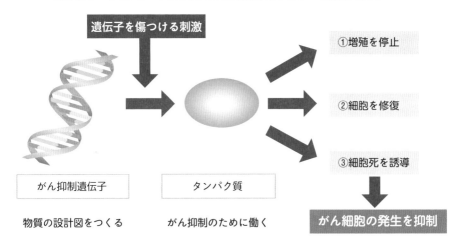

遺伝子を傷つける刺激

①増殖を停止

②細胞を修復

③細胞死を誘導

がん抑制遺伝子
物質の設計図をつくる

タンパク質
がん抑制のために働く

がん細胞の発生を抑制

■ がん遺伝子とがん抑制遺伝子の関係

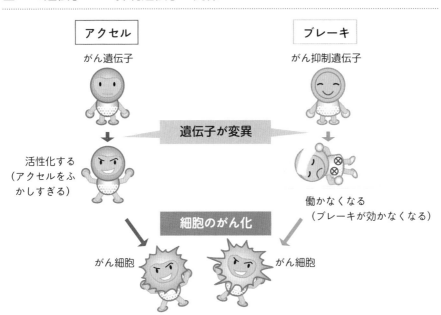

アクセル
がん遺伝子

ブレーキ
がん抑制遺伝子

遺伝子が変異

活性化する
（アクセルをふ
かしすぎる）

働かなくなる
（ブレーキが効かなくなる）

細胞のがん化

がん細胞　　　　　　　　がん細胞

149

がんは、最初にできたがん遺伝子をもつ細胞ひとつだけでは、症状としては何もあらわれません。がん細胞が徐々に増え続け、多くの場合、悪性腫瘍は時間をかけて大きく育っていきます。ある程度の大きさになると、その後は腫瘍が大きくなる速度が加速するといわれています。この時点で**進行がん**と呼ばれ、症状があらわれてきます。

がんの原因にも抑制にもつながる 老化細胞と細胞老化がもつ二面性

細胞分裂が止まった老化細胞は、年齢を重ねるうちに蓄積します。そして、蓄積した老化細胞は、さまざまな炎症性タンパク質を分泌するようになります。こうした変化が**細胞老化関連分泌現象**（SASP、→P37）です。つまり、がん遺伝子が活性化すると、自分自身が老化細胞になって、自分自身はがんを抑制する方向に働きますが、一方では慢性炎症を引き起こし、まわりの組織のがん化を誘導することになります。

一方で、がん遺伝子が活性化すると、細胞は老化を進める方向に働きます。これは、がん細胞の異常な増殖を抑えるために、細胞分裂を止めようとすることで起こります。逆に考えると、細胞が老化しようとする働きを止めてしまうと、がんになりやすくなってしまうと考えることもできます。

このように、細胞老化はがんの原因になる一方で、がん細胞の増殖を止めるためには重要という二面性をもつことになり、老化の研究をいっそう複雑なものにしています。

悪性腫瘍と良性腫瘍

	おもな悪性腫瘍	おもな良性腫瘍
上皮性腫瘍	がん腫（胃がん、肺がん、子宮がんなど）	胃ポリープ、卵巣嚢腫など
非上皮性腫瘍	肉腫（骨肉腫、筋肉腫、脂肪肉腫など）	子宮筋腫、脂肪腫など
造血臓器の腫瘍	白血病、悪性リンパ腫など	良性筋腺種腫など
混合腫瘍	耳下腺腫瘍など	奇形腫など

COLUMN

ポリープって、なに？

ポリープとは、ふくらんだイボのように見える粘膜の総称です。名前は、ギリシア語の polupous（多くの足）に由来します。将来的にがん化する可能性のある腫瘍性ポリープと、がん化はしなくても出血などの症状を起こす非腫瘍性ポリープに大別することができます。

①正常な組織

正常ながん遺伝子をもつ正常な細胞が活動している。

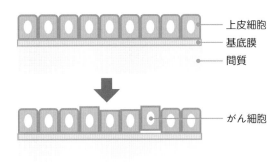

上皮細胞
基底膜
間質

②がん細胞ができる

がん遺伝子が変異したがん細胞ができ、増殖していく。

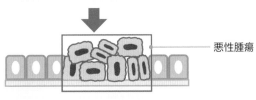

がん細胞

③悪性腫瘍ができる

がん細胞がかたまって悪性腫瘍ができ、周囲に広がっていく。

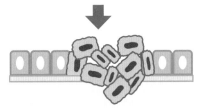

悪性腫瘍

④浸潤する

がん細胞が周囲にしみ出すように広がる。

⑤転移する

血液やリンパ液などの流れにのって離れた場所へ移動する。

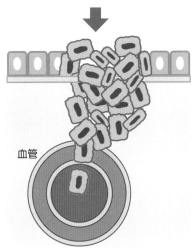

血管

がんの危険因子①
リスクが高いのは「喫煙」の習慣

多くの発がん性物質を含むたばこ。喫煙習慣は発がんの原因にもなることが知られている。一方、非喫煙者の受動喫煙は、肺がんと因果関係がある。

**がんの罹患やリスクに関係する
がんの危険因子とは**

　加齢や遺伝など、がんの要因として避けられないものがある一方で、長年の生活習慣や生活環境などががんのリスクを高める要因になることもわかっています。

　実際に、国立がん研究センターが中心となり日本各地の約10万人を対象に20年以上にわたって疾病の発症を追跡調査したところ、「禁煙」「節酒」「食生活」「身体活動」「適正体重の維持」といった生活習慣について、気をつけて生活すればするほど、がんになるリスクが低いという推計を得ることができました。

予防できたはずのがん

■ 男性の場合

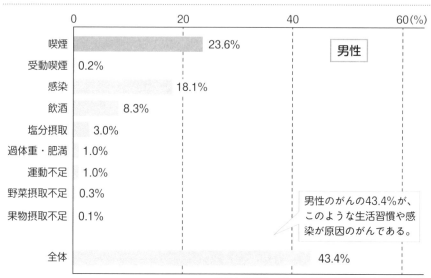

喫煙	23.6%
受動喫煙	0.2%
感染	18.1%
飲酒	8.3%
塩分摂取	3.0%
過体重・肥満	1.0%
運動不足	1.0%
野菜摂取不足	0.3%
果物摂取不足	0.1%
全体	43.4%

男性

男性のがんの43.4%が、このような生活習慣や感染が原因のがんである。

※がん情報サービス「がんの発生要因と予防」より

注意すべき危険因子は喫煙
約70種類の発がん性物質を含む

たばこには、5,000種類以上の**化学物質**が含まれるといわれています。そのうち、現段階で約70種類の化学物質が発がん性を有する、つまり、有害な化学物質であることがわかっています。

これらの化学物質が含まれる煙は、口や鼻から肺に入り、血液を通して全身の細胞に侵入します。その結果、遺伝子は損傷し、多くの遺伝子に変異が起こってがん細胞へと形を変えたり、がん細胞の増殖に歯止めがかからなくなったりしてしまうのです。

国立がん研究センターは、2015年の日本人のがん罹患者のうち、もし特定の要因がなかったとしたら何%が予防可能だったのかを試算した研究結果を発表しました。それによると、がんに罹患した人のうち、たばこが原因だと考えられているのは、男性では約24%、女性では約4%となっています。また、がんで亡くなった人のうち、男性の約30%、女性の約5%はたばこが原因だという試算もあります。

厚生労働省によると、喫煙との因果関係が高いことが示されているがんとして、鼻腔・副鼻腔がん、口腔・咽頭がん、喉頭がん、食道がん、肺がん、肝臓がん、胃がん、膵臓がん、子宮頸がん、膀胱が

■ 女性の場合

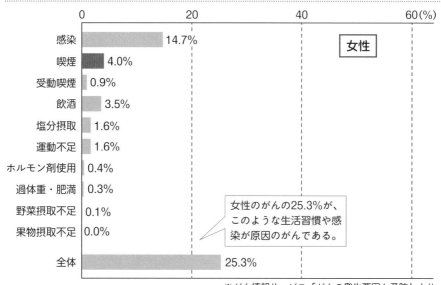

※がん情報サービス「がんの発生要因と予防」より

んをあげています。肺がんのイメージが強いたばこですが、がんについては全身に影響することがわかっています。

さらに、喫煙年数が長いほど、また1日に吸うばこの数が多いほど、がんになりやすいともいわれています。また、がんに罹患しながらもたばこを吸い続けている人は、がんを再発しやすいうえ、新たながんを発症しやすいこともわかっています。

たばこを吸わない人でも
副流煙ががんの危険因子となる

たばこによるがんは、喫煙者だけの問題とは限りません。

たばこから出る煙には、喫煙者がたばこから吸い込む煙（**主流煙**）と、口から吐き出した煙（**呼出煙**）、たばこの先端から流れ出ている煙（**副流煙**）の3つが存在します。

たばこを吸わない非喫煙者であっても、周囲にたばこを吸う人がいれば、副流煙を吸うことになります。これを**受動喫煙**といいます。副流煙と主流煙に含まれる化学物質はほとんど同じ成分ですが、とくに副流煙のほうが有害な化学物質が多いことが知られています。

喫煙者より少ないものの、受動喫煙とがんとの因果関係が高いものとして肺がんがあげられます。また、肺がんほど因果関係は高くないものの、鼻腔・副鼻腔がんと乳がんも、受動喫煙が原因のひとつだと考えられています。

なお、2013年に発売されて以降、急速に利用者が増えている加熱式たばこ

たばこの煙の害

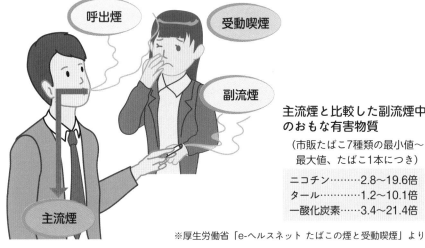

受動喫煙＝副流煙＋呼出煙

呼出煙　　受動喫煙　　副流煙　　主流煙

主流煙と比較した副流煙中のおもな有害物質
（市販たばこ7種類の最小値～最大値、たばこ1本につき）

ニコチン………2.8～19.6倍
タール…………1.2～10.1倍
一酸化炭素……3.4～21.4倍

※厚生労働省「e-ヘルスネット たばこの煙と受動喫煙」より

は、煙のなかに発がん性物質が含まれることはわかっているものの、たばこを吸い始めてからがんを発症するまでに長い期間を要することもあり、詳細については まだよくわかっていません。長期的な健康への影響については、今後の研究が待たれるところです。

喫煙で発症しやすいがん

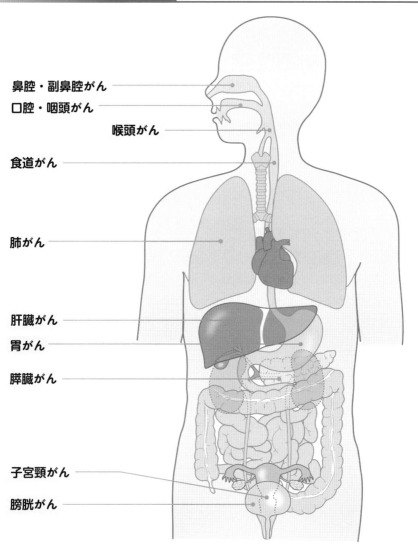

鼻腔・副鼻腔がん
口腔・咽頭がん
喉頭がん
食道がん
肺がん
肝臓がん
胃がん
膵臓がん
子宮頸がん
膀胱がん

※がん情報サービス「たばことがん」より

がんの危険因子②
ウイルス感染や生活習慣のリスク

肝臓がんや胃がんは、ウイルス感染から発症することもある。また、過度の飲酒や塩分の摂りすぎといった食習慣や、肥満のリスクも無視できない。

日本人に多い
ウイルスや細菌によるがん

　がんの要因として、喫煙のほかに注目したいものには、**ウイルス**や**細菌**による感染があります。日本人のがんの原因の約20％が感染によるものと推計されています。感染によるがんの例をみていきましょう。

　肝臓がん（**肝細胞がん**）の発生理由のひとつに、**B型肝炎ウイルス**と**C型肝炎ウイルス**があります。B型肝炎ウイルスは血液と体液、C型肝炎ウイルスは血液を介して感染します。

　胃がんの原因は、**ヘリコバクター・ピロリ菌**（通称ピロリ菌）という細菌の感染が多くを占め、日本では胃がんの98％がピロリ菌由来であるともいわれています。ピロリ菌は、感染した母親から子どもへと感染したり、ピロリ菌が混入した水などから体内に入ることで感染したりすると考えられています。

　子宮頸がんの多くは、**ヒトパピローマウイルス**（**HPV**）の感染が原因です。性行為の経験がある女性の多くが感染するといわれています。ほとんどの場合には自然に消えますが、一部の人で消えずに子宮頸がんになってしまうことがあります。

飲酒や食生活も
がんのリスクを高める

　喫煙だけでなく飲酒や食生活などの生活習慣も、がんのリスクを高める危険因子であることが知られています。

　お酒に含まれるエタノールとその代謝産物であるアセトアルデヒドに発がん性があるのです。飲酒と肝細胞がん、食道がん、大腸がんはとくに関連性が高いといわれています。

　また、塩分や塩からい食べものをとりすぎたり、熱すぎる食べものや飲みものをとったりすることも、胃がんや食道がんのリスクを高めるといわれています。

がんのリスクを低下させる
生活習慣

　一方、がんのリスクを低下させる生活習慣もあります。

　たとえば、野菜や果物を食べると食道がんや胃がん、肺がんのリスクを下げる可能性があるといわれており、仕事や運動による身体活動量が高い人ほど、がん

全体の発生リスクが低くなるという報告もあります。

　体格もがんのリスクに影響します。肥満度を示す国際的な指標であるBody Mass Index（BMI）値は、男性では21.0〜26.9、女性では21.0〜24.9でが

ん死亡のリスクが低くなることが知られています。体格については、リスクを高める可能性も低くさせる可能性もあり、肥満も低体重（やせ）も、がんを含むすべての原因による死亡リスクを高めることにつながります。

がんを予防する生活習慣

禁煙する

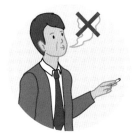

適度に運動する

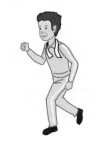

飲酒量を減らす

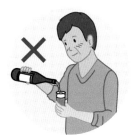

適性体重を維持する

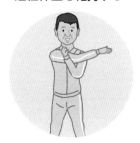

食生活を見直す

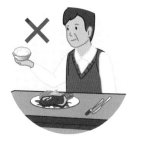

感染症を検査する

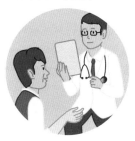

日本人とがん
罹患数の多いがんの特徴

日本人に多い消化器系の胃がんや大腸がんをはじめ、肝臓がん、膵臓がん、肺がんや乳がん、前立腺がんの特徴、症状、発生要因と予防方法を紹介する。

日本人に多い消化器系のがんの特徴と症状

　ここでは、日本人の罹患率が多い消化器系のがんの特徴、症状、発生要因と予防をまとめてみていきましょう。消化器がんには、早期発見をして手術で切り取ること（切除）で治る見込みが高いものもあります。しかし、大腸がんや膵臓がん、肝臓がんは進行するまで自覚症状があまり出ず、発見が遅れる危険もあります。

■胃がん

特徴 胃がんは、胃の壁をおおう粘膜の細胞ががん細胞となり、増殖することで発症します。胃がんは大きくなるにしたがい、粘膜の下や筋肉の層といった胃の外側に進んでいき、近くにある臓器へ浸潤したり、リンパ液や血液にがん細胞が流れたりすることで転移が起きることがあります。

症状 早期のうちはもちろん、進行しても自覚症状がないことがあります。胃の痛みや不快感、胸やけ、吐き気、食欲不振などの症状がありますが、胃炎や胃潰瘍と症状が似ているため、胃がんだとわからないこともあります。

発生要因 ヘリコバクター・ピロリ菌への感染や、喫煙、塩分の摂取などが、胃がんの発症リスクを高めるといわれています。

予防 発生要因から、ヘリコバクター・ピロリ菌の除菌治療がもっとも予防効果が高いといわれています。また、禁煙や塩分を取りすぎない食事も、予防に効果があると考えられています。なお、消化器系のがんのなかでもとくに、切除により治る見込みが高いといえます。

■大腸がん

特徴 大腸がんは、大腸（結腸・直腸）の粘膜に発生します。腺腫という良性ポリープががん化するものと、正常な腸の粘膜から発生するものがあります。大腸の粘膜から壁に侵入し、さらに大腸の外の腹腔に広がる腹膜播種を起こすことがあります。

症状 早期のうちは症状があまりありません。進行すると、便に血が混じる血便や下血がみられることがあります。さらに進行すると、腫瘍が大きくなることによって腸が狭くなり、便秘や下痢、便が

細くなるなどの症状があらわれ、腸閉塞を起こすこともあります。

発生要因 生活習慣とかかわりがあるとされており、喫煙、飲酒、肥満で大腸がんの発生リスクが高まるといわれています。いわゆる「食の欧米化」による影響も大きいとされています。

予防 発生要因から、禁煙や過度に飲酒しないこと、バランスのよい食事などが予防に効果があるとされています。また肥満を避けるための運動も同様に効果があると考えられています。

■膵臓がん

特徴 膵臓がんは、膵臓の膵管という部分に発生し、ほとんどが粘膜などの腺組織でできる腺がんの一種です。腫瘍が小さいうちから膵臓に近いリンパ節や肝臓に転移しやすいという特徴があります。

症状 腫瘍が小さいうちは症状が出にくく、早期発見が難しいといわれています。自覚症状がないまま静かに進行していくことから、膵臓がんは「サイレントキラー」とも呼ばれます。進行により、腹痛、食欲不振、お腹が張る、黄疸、腰や背中の痛みなどがみられます。

発生要因 糖尿病や、慢性膵炎の既往がある人の発症リスクが高いといわれています。また、喫煙、飲酒、肥満も発症のリスク因子と考えられています。

予防 発生要因から、禁煙、過度に飲酒しないこと、バランスのよい食事、肥満を防ぐ運動などが予防として効果があると考えられています。

■肝臓がん

特徴 肝臓がんのうち、肝臓を構成する肝細胞ががん化したものを肝細胞がんといいます。なお肝臓の中を通る胆管ががん化したものを肝内胆管がん（胆管細胞がん）として区別しています。

症状 肝臓は「沈黙の臓器」といわれ、がんがあっても自覚症状がほとんどありません。進行にともなう肝機能の低下により、黄疸、むくみ、だるさ（倦怠感）などの症状があらわれます。さらに進行すると、お腹のしこりや張る感じ、痛みがあらわれることがあります。

発生要因 肝臓がんはB型・C型肝炎、アルコール性肝障害、非アルコール性脂肪肝炎、肝硬変などの既往がある人が発症することが多いといわれています。とくに、B型・C型肝炎ウイルスに感染し続けることで肝細胞の炎症と再生がくり返され、それが遺伝子の変異を招き、肝臓がんになると考えられています。ウイルス感染以外にも、飲酒、喫煙、肥満、また脂肪肝や糖尿病であること、また男性、高齢であることもリスク因子といわれています。

予防 肝炎ウイルスの感染予防が重要で、とくにB型肝炎ウイルスはワクチンで予防ができます。またB型・C型肝炎ウイルスの感染がわかった場合は、ウイルスを抑える抗ウイルス治療が有効です。また過度に飲酒しないことや禁煙、運動といった生活習慣も予防として効果があると考えられています。

消化器系のがん以外に
注意が必要ながんの症状

■肺がん

特徴 肺がんは、気管支や肺の中の肺胞ががん化したものです。血液やリンパ液によって、骨や脳といった離れた部位にも転移することがあります。

症状 早期のうちは症状がなく、進行してから症状がみられることもあります。症状には咳や痰、血痰（けったん）、胸の痛み、息苦しさなどがあります。これらは肺炎や気管支炎などの症状とも似ているため、精密な検査を行わないとわからないこともあります。

発生要因 もっともリスクが高いものが喫煙です。喫煙以外では、肺結核、慢性閉塞性肺疾患（COPD）、間質性肺炎の既往なども、肺がんの発症を高めるといわれています。

予防 生活習慣として、禁煙がもっとも有効と考えられています。

■乳がん

特徴 乳がんは乳腺の組織にできるがんで、乳頭と小葉をつなぐ乳管で発生することが多いですが、小葉で発生することもあります。

症状 おもな症状は乳房のしこりで、自覚症状がある場合もあります。乳腺症により乳房にしこりができることもあり、専門家による区別が必要です。

発生要因 女性ホルモンのエストロゲンの関与が大きく、エストロゲンを含む経口避妊薬の使用や閉経後の長期のホルモン補充療法が、乳がんの発症リスクを高めることもわかっています。飲酒や、閉経後の肥満、運動不足といった生活習慣、糖尿病の既往も発症リスクを高めるといわれています。

予防 発生要因から、過度に飲酒しないこと、閉経後の肥満を避ける適度な運動が有効だと考えられています。

■前立腺がん

特徴 前立腺がんは、前立腺の細胞ががん化することによって発生します。なかには悪性度が高いものもありますが、多くの場合、早期発見で治癒がみこまれ、また比較的進行がゆっくりであることも特徴です。しかし進行すると、肺や肝臓などに転移することもあります。

症状 初期のうちは自覚症状がありませんが、尿が出にくい、逆に頻尿になるといった症状が出ることもあります。進行すると血尿や、腰痛などがみられることもあります。

発生要因 前立腺の家族歴、また年齢が高いことが要因になるとはっきりとしています。特定の生活習慣との関係は、まだ明らかになっていません。

予防 発症リスクを下げるはっきりとした予防には、まだ不明な点が多いとされています。

COLUMN

悪性リンパ腫とは？

白血球のひとつであるリンパ球ががん化する病気。細分すると100近くの種類になります。

部位別がん罹患割合

■ 男性

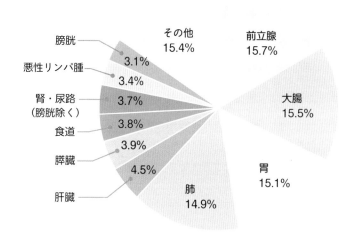

膀胱 3.1%
悪性リンパ腫 3.4%
腎・尿路（膀胱除く）3.7%
食道 3.8%
膵臓 3.9%
肝臓 4.5%
肺 14.9%
胃 15.1%
大腸 15.5%
前立腺 15.7%
その他 15.4%

※厚生労働省「全国がん登録　罹患数・率 報告2019」より

■ 女性

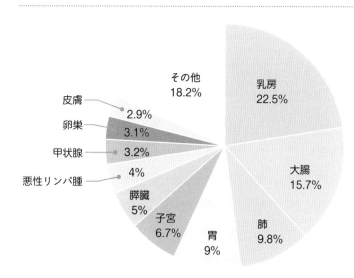

皮膚 2.9%
卵巣 3.1%
甲状腺 3.2%
悪性リンパ腫 4%
膵臓 5%
子宮 6.7%
胃 9%
肺 9.8%
大腸 15.7%
乳房 22.5%
その他 18.2%

※厚生労働省「全国がん登録　罹患数・率 報告2019」より

活性化しすぎて悪さをする酸素

**酸化ストレスを防ぐ生活習慣で
抗酸化防御機構を正常に保つ**

　私たちが生きていくためには、酸素が欠かせません。ですから、呼吸で身体内に取り込まれた空気中の酸素が悪さをすることは、なかなか想像できないかもしれません。しかし、何ごとも「過ぎたるは及ばざるがごとし」。酸素は身体に悪影響を及ぼすほど活性化する、つまり"元気になりすぎる"ときがあるのです。そのような状態の酸素を**活性酸素**といいます。

　活性酸素は適量であれば問題を起こすことはなく、むしろ生命活動に貢献しています。たとえば、細胞間の情報伝達や免疫機能、遺伝子の発現などで重要な役割を果たすのです。

　もともと身体には活性酸素の量を適量に保つ**抗酸化防御機構**が備わっており、活性酸素の産生を抑制したり、生じたダメージの修復・再生を促したりしています。ところが、紫外線や放射線、大気汚染、たばこ、薬剤などの影響で、活性酸素が過剰につくられてしまうことがあります。その結果、抗酸化防御機構の働きが追いつかないくらいの活性酸素量になります。この状態を**酸化ストレス**といいます。

　酸化ストレスを受けると細胞が傷つけてしまい、やがて、がんや生活習慣病を引き起こす要因となります。酸化ストレスと老化の接点はここにあります。

　活性酸素が過剰につくられる原因は、ほかにもあります。たとえば過度の運動や精神的なストレスも、活性酸素を過剰に産生する原因になることが知られています。酸化ストレスを予防するには、直射日光を避ける、喫煙を控える、適度な運動を習慣づけるほか、十分に睡眠をとって精神的なストレスを軽減するように努めることが大切です。また、活性酸素の発生やその働きを抑制する**抗酸化物質**を食事に取り入れて摂取することも有効です。抗酸化物質には、ビタミンC、ビタミンE、緑黄色野菜に多く含まれるカロテノイド類、茶葉に含まれるカテキン、赤ワインやブルーベリーに含まれるアントシアニンなどのポリフェノールがあります。

PART6

老化研究の最前線

動物の老化研究①
長寿の動物からヒントを得る

動物が長生きする理由を探ることが、ヒトの老化防止につながる可能性も。極限状態でも死なないクマムシや、無性生殖をするヒドラの研究も進められている。

カメやゾウは老化しない動物の代表

最大寿命が120歳前後の人間よりも寿命がさらに長い、または、老化という現象がみられない動物がいます。そのような動物について研究することで、老化とは何か、そして、どうしたら老化を防げるかを探る試みが進められています。

日本には古来、「亀は万年」ということばが伝わっています。実際にカメは寿命が長く、種類によっては100〜150年生き続けるカメもいます。

とくに有名なのは、ゾウガメのなかまです。たとえば、19世紀に研究のために赤道直下のガラパゴス諸島からイギリスに連れてきたとされる、サンタクルスゾウガメ（ガラパゴスゾウガメの亜種）のハリエットは、175歳まで生きました。

カメには、ほかの動物のような老化現象もみられません。カメが長寿なのは、老化細胞が溜まりにくいからではないかという説があります。

また、**ゾウ**は平均寿命が70年で、比較的長生きする動物です。ゾウで特筆すべきは、がんなどの老年病になりにくいということです。ゾウには、ほかの動物には1組しかないがん抑制遺伝子が多数あり、その遺伝子に老化細胞を殺すしくみが組み込まれているためという説があります。そのため、若年のうちに死ぬことがなく、最大寿命に達する確率が高いといわれています。

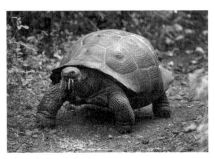

ガラパゴスゾウガメ

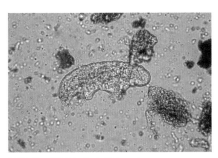

顕微鏡で観察した土壌中のクマムシ

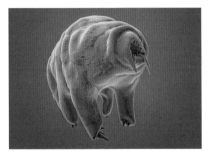

クマムシを3D化したイメージ

まるで「不老不死」のような クマムシやヒドラ

　また地球上には、「不老不死」に近い動物も存在します。そのひとつが**クマムシ**です。クマムシは緩歩動物と呼ばれる体長0.5mmほどの8本足の生き物です。クマムシは乾燥させると細胞の代謝機能が停止し、完全な休眠状態に入ります。真空中や放射線下といった過酷な環境下

でも、乾燥している限り、環境のせいで死ぬことはないとされています。

　また淡水に棲むクラゲのような無脊椎動物**ヒドラ**は、寿命が3000年ともいわれています。ヒドラは親の個体から子が生まれる「出芽」という方法で無性生殖し、自分の複製をつくりながら生き続けるのです。また再生能力も高く、体が切られても分割し、それぞれが個体のヒドラになるという性質があります。

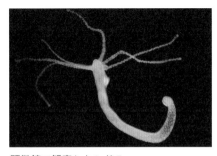

顕微鏡で観察したヒドラ

ヒドラの無性生殖

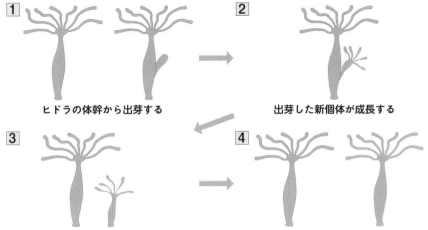

1 ヒドラの体幹から出芽する

2 出芽した新個体が成長する

3 新個体が親個体から分かれる

4 同じ遺伝子を持つ個体ができる

動物の老化研究②
近年注目の研究対象

老化のスピードが遅い長寿のネズミと、成長が超高速のメダカのなかま。私たちにあまりなじみのない2種類の生物が、ヒトの老化研究に役立っている。

老化研究でとくに注目される ハダカデバネズミ

カメやゾウ、クマムシ、ヒドラのほかにも、その生物学的特徴から、老化研究で注目を浴びている動物がいます。ここではそのうちの2種類の動物を紹介します。

アフリカに棲息する**ハダカデバネズミ**は、研究用マウスの寿命が3〜4年であるのに対し、最大寿命が30年以上といわれています（2023年現在、もっとも長命の記録は37歳で、いまだ生存中）。また、活動量や繁殖能力などにみられる老化現象がゆるやかであるという特徴があります。たとえば、通常の生物だと加齢にともなって機能が落ちる代謝、骨密度、心機能などにも衰えがなく、生後26年くらいまで繁殖能力があるとされています。

ハダカデバネズミの特徴

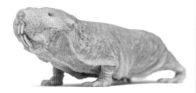

東アフリカの乾燥地帯という、過酷な環境で地下生活を送るネズミのなかま。

最大寿命が30年以上で、研究用マウスのおよそ10倍にもなる。

代謝、骨密度、心機能、生殖能力などの衰えがゆるやか。

がんにならないという研究成果もある。

さらに注目すべきは、ゾウと同様、がんにならないという研究結果があることです。ハダカデバネズミのDNAが発がんを招くような変異を起こしにくいため、または細胞にがん抑制機構があるためではないかと考えられているのです。またハダカデバネズミがつくり出すヒアルロン酸はヒトやマウスに比べて高分子で、それが細胞の増殖を防ぐ役割を担うという研究もあります。

ハダカデバネズミの研究により、老化や発がんのメカニズムの解明が期待されています。

短期間での研究が可能なターコイズキリフィッシュ

また、同じくアフリカには**ターコイズキリフィッシュ**という小型の魚が棲息しており、老化の研究に利用されています。キリフィッシュの寿命は脊椎動物のなかで最短といわれ、3〜6ヶ月と短く、その間の成長速度が速いのです。また興味深いことに、種類によって長命のものと短命のものがいるといいます。

短命のキリフィッシュが老化研究に適しているのは、マウスに比べて成長や老化のスピードが速く、短期間でそれらのメカニズムを研究しやすいからです。またキリフィッシュには、ヒトと同じように加齢にともなう体重の減少、運動量や生殖能力の低下、脳や筋肉の変化などがみられることがわかっています。そのため、研究結果のヒトへの応用が期待されています。特殊な動物の研究は、老化研究の最前線のひとつといえるでしょう。

ターコイズキリフィッシュの成長速度

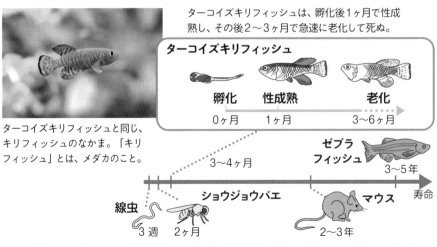

ターコイズキリフィッシュと同じ、キリフィッシュのなかま。「キリフィッシュ」とは、メダカのこと。

ターコイズキリフィッシュは、孵化後1ヶ月で性成熟し、その後2〜3ヶ月で急速に老化して死ぬ。

ターコイズキリフィッシュ

孵化　性成熟　老化
0ヶ月　1ヶ月　3〜6ヶ月

ゼブラフィッシュ　3〜5年

3〜4ヶ月

線虫　ショウジョウバエ　マウス
3週　2ヶ月　2〜3年　寿命

線虫やショウジョウバエはキリフィッシュより寿命が短いが、無脊椎動物であるため、ヒトへの応用には適さない。

実験用の生物として多用されるマウスやゼブラフィッシュは寿命が比較的長い。

GLS-1酵素の研究
老化細胞が生き延びるしくみを解明

細胞が老化すると、傷ついたリソソームの膜から酸性物質が漏れ出して細胞全体が酸性になるが、GLS-1酵素の発現で中和されて老化細胞が延命する。

p53遺伝子を制御して老化細胞をつくる

老化細胞は老化と密接に関係しています。そして現在、老化細胞を除去することで、老化を抑制することができるのではないかという仮説のもと、さまざまな研究が進められています。

東京大学医科学研究所のチームは、研究・実験の結果、**p53遺伝子**という遺伝子を制御して、老化細胞をつくり出しました。変異のあるp53遺伝子を発現させるとがんになることがすでにわかっていたため、かつてはp53遺伝子はがん遺伝子のひとつではないかと思われていました。しかしその後の研究により、p53遺伝子は、損傷したDNAの修復や細胞分裂の調整、細胞周期の停止、アポトーシスの誘導などを起こし、**がん抑制遺伝子**（→P148）としての役割を担っていることがわかりました。そこで、ヒトの細胞に対してp53遺伝子を細胞周期の特定の時期に活性化させたところ、遺伝子の働きによって細胞老化を人為的に促すことができたのです。

GLS-1という酵素が老化細胞の延命のカギを握る

この実験でつくられた老化細胞を用いて調べたところ、老化細胞が生き残るためには、グルタミンをグルタミン酸に代謝する**GLS-1**という酵素が大きな役割を果たしていることが判明しました。GLS-1の働きは、次のとおりです。

細胞には**リソソーム**という器官があります。老化細胞が大量の不良タンパク質を産生した結果、タンパク凝集体がリソソーム内にできることで、リソソームの膜が傷つくことがあり、そこから酸性物質が漏れ出し、細胞全体が酸性になります。細胞が酸性になると細胞はアポトーシスになるのですが、老化細胞ではGLS-1という酵素が大量に発現します。

GLS-1はグルタミンをグルタミン酸に代謝する過程で、アンモニアをつくり出します。アルカリ性のアンモニアによって酸性化した細胞内部が中和され、老化細胞は延命します。つまり、老化細胞が生き残ろうとして、GLS-1が大量発現するメカニズムが働いていると考えられるのです。

p53遺伝子の活性化

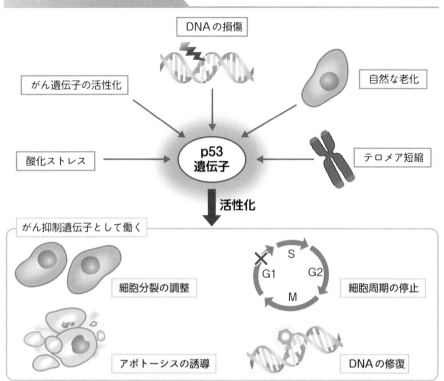

DNA の損傷

がん遺伝子の活性化

自然な老化

p53 遺伝子

酸化ストレス

テロメア短縮

活性化

がん抑制遺伝子として働く

細胞分裂の調整

細胞周期の停止

S
G1　G2
M

アポトーシスの誘導

DNA の修復

GLS-1の働き

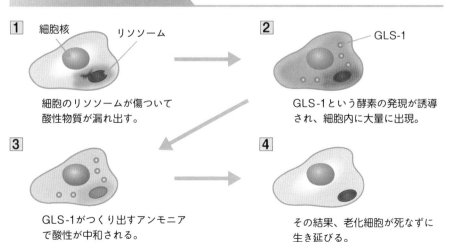

1　細胞核　　リソソーム

細胞のリソソームが傷ついて
酸性物質が漏れ出す。

2　GLS-1

GLS-1という酵素の発現が誘導
され、細胞内に大量に出現。

3

GLS-1がつくり出すアンモニア
で酸性が中和される。

4

その結果、老化細胞が死なずに
生き延びる。

GLS-1阻害薬
GLS-1を阻害して老化を遅らせる

GLS-1阻害薬を投与したマウスによる実験で、通常なら老化にともなって進行する筋力の衰えや内臓の機能低下が抑えられた。ヒトへの応用の可能性もある。

老化細胞を除去する
GLS-1阻害薬

老化細胞が生存するためには、GLS-1酵素が大きな役割を果たすことがわかりました。そこで東京大学医科学研究所のチームは、このメカニズムを逆手にとってGLS-1を阻害し、その結果として老化細胞を除去することができることを見出しました。その**GLS-1阻害薬**を年老いたマウスに注射する実験を行ったとこ

ろ、さまざまな変化が起きました。

たとえば、老化により減少していた筋力が回復し、70歳相当のマウスの筋力が、40〜50歳のレベルにまで回復しました。また、加齢により硬化するはずの腎臓内の硬化した糸球体（→P70）が少なくなりました。その結果、腎機能の指標であるクレアチニンの数値が改善することがわかりました。

そのほかにも、加齢にともなう肺の線

GLS-1阻害薬のしくみ

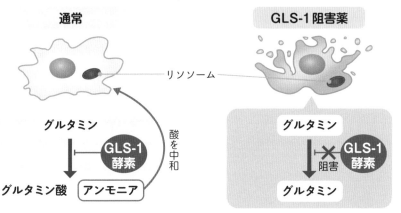

GLS-1酵素が働くと、グルタミンがグルタミン酸とアルカリ性のアンモニアに分解される。そのため老化細胞内の酸が中和される。

GLS-1酵素が阻害されると、グルタミンのままでアンモニアが産生されない。そのため、老化細胞内の酸化が進み、除去される。

維化（→P65）や肝機能も改善がみとめられました。さらに、ヒトでいう生活習慣病に関係してくる動脈硬化や、血糖値の上下にかかわる耐糖能も回復することがわかったのです。

この結果から、GLS-1阻害薬を使って老化細胞を除去することで、老化を抑制することができるという可能性が示唆されました。

ただし、GLS-1の働きを阻害しても、細胞の老化自体は止められません。GLS-1阻害薬は、生き残ってさまざまな悪さをしていた老化細胞を取り除くことができる、有望な手段のひとつだということがいえます。

アメリカで開発が進む抗がん剤としてのGLS-1阻害

GLS-1阻害薬は、アメリカでは**抗がん剤**として開発が進められています。GLS-1はグルタミンからグルタミン酸を代謝する酵素です。グルタミン酸は細胞が増殖する過程で必要になる物質であり、がん細胞の増殖にもかかわります。そのため、グルタミン酸をつくらせないことで、がんの増殖が防げると考えられたのです。

また、GLS-1阻害薬によりヒトの**早老症**（→P187）患者に蓄積した老化細胞を標的にした治療や、マウスで明らかになっているような腎機能や肝機能の低下、肺の線維化に対するヒトへの治療効果も期待されています。GLS-1阻害薬はさまざまな可能性を秘めているのです。

GLS-1阻害薬の効果

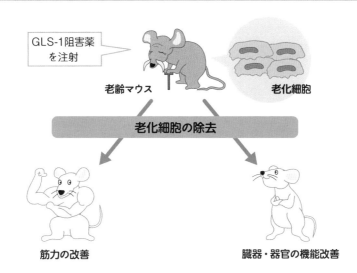

GLS-1阻害薬を注射　老齢マウス　老化細胞

老化細胞の除去

筋力の改善　臓器・器官の機能改善

山中因子の発見
再生医療に用いられるiPS細胞の活用

山中因子を導入してリプログラミングしたiPS細胞を、各臓器の細胞に分化させる再生医療が行われている。リプログラミングを若返りに利用する研究も進められている。

ノーベル賞につながった
iPS細胞と山中因子

京都大学教授の山中伸弥氏が発見し、2012年にノーベル生理学・医学賞を受賞するに至ったことで有名な**iPS細胞**（人工多能性幹細胞）。そのもとになった**山中因子**の発見が、若返りの研究に大きな影響を与えました。

山中因子とは、4つの遺伝子（Oct4、Sox2、Klf4、c-Myc）の総称で、山中氏によって特定され、名づけられました。

受精卵が分裂して胚細胞になり、さらに分裂して特殊な能力をもつ細胞（筋細胞や神経細胞）になることを**分化**といいます。通常、細胞の分化が進むと、それ以前の状態に戻ったり、違う能力をもつ細胞に変化する能力が失われる「最終分化」をします。

しかし山中因子が発現することにより、すでに分化が進んだ細胞がさまざまな組織や臓器の細胞に分化する能力（多能性）と、ほぼ無限に増殖する能力（自己複製）をもつ細胞に戻ることがわかりました。このように、山中因子が発現して初期化した細胞をiPS細胞と呼びます。

分化しつくした細胞の能力を戻す
リプログラミング療法

また、世界各国で行われている実験により、山中因子には、別の機能があることもわかってきています。

アメリカのソーク生物学研究所が行った動物実験では、早老症のマウスに山中因子を発現させると、老化が遅れ、寿命が延びることがわかりました。また健康なマウスでも、山中因子を用いることで、骨格筋、膵臓、心筋、視覚などの機能が回復することがわかっています。

また、ヒトの皮膚から採取した細胞に山中因子を発現させることで、30歳近く生物学的年齢が若返るという研究結果もあります。

このように、分化した細胞を多能性ある細胞に戻すことを**リプログラミング**といいます。リプログラミングを用いた若返り療法が注目されますが、山中因子を発現し続けたマウスにがんが生じるといった副作用もあり、未知のリスクも多いようです。またどういった場合に、誰に対して若返り療法を行うかといった倫理的な課題も提起されています。

iPS細胞の活用法

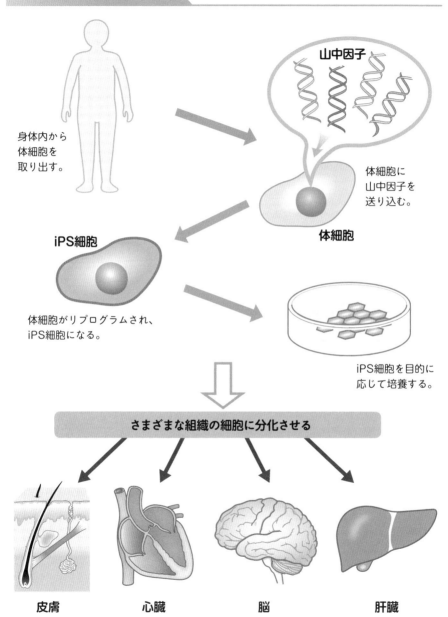

山中因子

身体内から
体細胞を
取り出す。

体細胞に
山中因子を
送り込む。

体細胞

iPS細胞

体細胞がリプログラムされ、
iPS細胞になる。

iPS細胞を目的に
応じて培養する。

さまざまな組織の細胞に分化させる

皮膚　　　　　心臓　　　　　　脳　　　　　　肝臓

慢性炎症と老化の研究
細胞老化分泌関連現象と老化の関係

SASPの研究は、最近の老化研究で注目されている。メカニズムに関する新しい説も発表され、アルツハイマー型認知症や加齢性疾患との関連も示唆されている。

炎症性サイトカインによって引き起こされる慢性炎症

PART1の免疫（→P34）で解説したように、慢性炎症は、加齢性疾患、ひいては老化そのものにかかわっていることがわかっています。ここでは慢性炎症のメカニズムについて、詳しく説明します。

一過性の急性炎症の症状は、体内に侵入してきた病原菌などを体内から排除する一種の防御機能です。しかし慢性炎症は、外部からの要因によらずに炎症反応を起こし、それが長引きます。また必ずしも腫れたり痛んだりというはっきりした兆候があらわれるわけではありません。

これまでは、炎症反応を起こす**炎症性サイトカイン**というタンパク質を放出するときに、細胞のなかで白血球だけが病原体のセンサー分子として働いて、放出に大きな役割を果たしているものと考えられてきました。しかし現在では、ヒトの身体各部位の組織にある細胞にも何らかのセンサーがあり、身体内部の小さな変化を危険信号と感知して、炎症性サイトカインを放出するのではないかと考えられています。

SASPのメカニズムは老化研究の最新トピック

老化細胞が蓄積すると、**細胞老化分泌関連現象（SASP）**によってヒトの血液中や細胞に、炎症性サイトカインが増加します（→P37）。これについては、老化細胞で余分なDNAを取りのぞこうとする酵素が減り、老化細胞内に一部残った余分なDNAを老化細胞内のセンサーが異物と感知した結果、SASPが発生するという研究もあります。

また慢性炎症は、**アルツハイマー型認知症**とも関連しているという説があります。アルツハイマー型認知症になると、アミロイドβというタンパク質が脳に蓄積することがわかっています（→P104）。このアミロイドβが凝集体となり、脳細胞に取り込まれて炎症をコントロールするインフラマソーム（細胞内にある分子複合体）が刺激され、炎症性サイトカインが放出されるのです。

このほかにも、さまざまな加齢性疾患が慢性炎症に関連すると考えられているため、慢性炎症と老化の関連は、老化研究の最新トピックとなっています。

炎症性サイトカインの放出

従来の説　白血球だけが病原体のセンサーを持ち、病原体と戦う。

組織の細胞

白血球

病原体

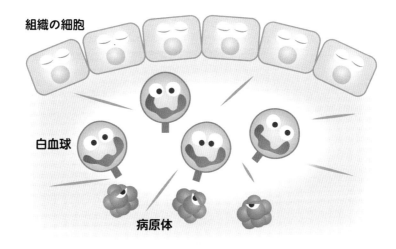

新しい説　組織の細胞もセンサーを持ち、白血球と一緒に病原体と戦う。

組織の細胞

白血球

病原体

病原体の
センサー

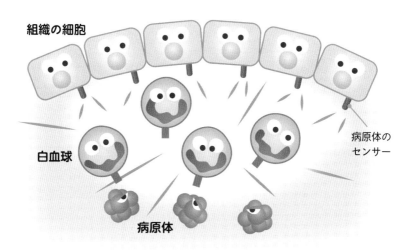

睡眠と老化
短い睡眠時間が引き起こす障害

睡眠時間が短くなると、体温やホルモンを調節するサーカディアン・リズムが崩れる。マウスの実験では、寿命や慢性炎症などとの関係がわかってきている。

老化によって体内時計が変化
寿命への影響もある?

ヒトをはじめとした生物には、1日24時間、昼夜の環境に応じて身体内の体温やホルモンを調節する概日リズム(サーカディアン・リズム)があります。そのリズムを制御する**体内時計**のサイクルが年齢とともに短くなると、早寝早起きになったり夜中に途中で目覚めたりすることが多くなり、その結果、睡眠時間が短くなっていきます。

また高齢になると、睡眠を促す**メラトニン**というホルモンの夜間の分泌が少なくなってくるという研究もあります。

実際に、高齢者は早寝早起きをしており、寝床にいる時間が長いという統計があります。にもかかわらず眠気がないわけですから、寝床でゴロゴロしている状態になります。これでは、睡眠の質という意味でもあまりよくはありません。

さらにマウスを用いた実験では、体内時計が乱れたマウスの寿命が短いことがわかりました。そして、このマウスのうち生存していたものの肝臓や腎臓の遺伝子を調べたところ、体内時計の乱れているマウスには、免疫の制御にかかわる遺伝子の活動異常や、肝臓の脂肪肝炎といった老化にともなう慢性炎症の特徴がみられたのです。

また、睡眠が短くても長すぎても死亡率が高いという統計があったり、睡眠時間が短いことによる肥満、それにともなう生活習慣病との関連が示唆されたりしていますが、睡眠と老化の明確な関連の多くは未解明です。

短い睡眠は、脳の老化や
認知症に関係するという研究も

睡眠時間が短いことにより、脳の老化が早まるという研究もあります。じつは、寝ている間に脳内で**アミロイドβ**というタンパク質が除去されています。アミロイドβは**アルツハイマー型認知症**の原因ともいわれています(→P104)。

アミロイドβは、睡眠中に脳内に流れる脳脊髄液に洗い流されて脳の静脈に入り、そこから脳の外部に排出されるといわれています。ところが、睡眠時間が短いとこの機能が十分に働かず、アルツハイマー型認知症発症リスクが高まると考えられているのです。

■ 各年齢の睡眠時間と入床・起床時間

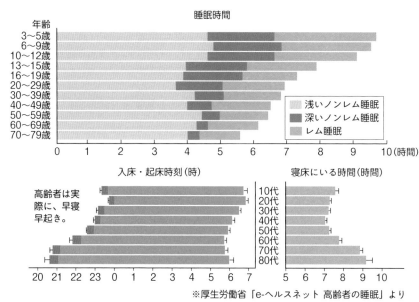

睡眠時間

年齢
3〜5歳
6〜9歳
10〜12歳
13〜15歳
16〜19歳
20〜29歳
30〜39歳
40〜49歳
50〜59歳
60〜69歳
70〜79歳

0　1　2　3　4　5　6　7　8　9　10 (時間)

凡例：
- 浅いノンレム睡眠
- 深いノンレム睡眠
- レム睡眠

入床・起床時刻(時)

高齢者は実際に、早寝早起き。

10代
20代
30代
40代
50代
60代
70代
80代

20　21　22　23　0　1　2　3　4　5　6

寝床にいる時間(時間)

5　6　7　8　9　10

※厚生労働省「e-ヘルスネット 高齢者の睡眠」より

2つの表から、高齢者は寝床に長くいる割に、睡眠時間が短いことがわかる。

体内時計とサーカディアン・リズム

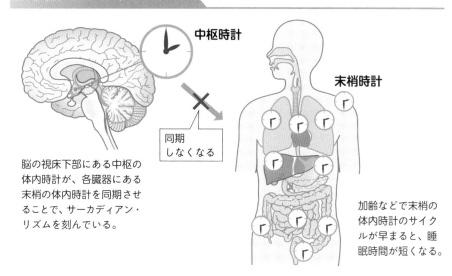

中枢時計

末梢時計

同期しなくなる

脳の視床下部にある中枢の体内時計が、各臓器にある末梢の体内時計を同期させることで、サーカディアン・リズムを刻んでいる。

加齢などで末梢の体内時計のサイクルが早まると、睡眠時間が短くなる。

PART 6

睡眠と老化

ミトコンドリアと老化
酸化ストレスの源にもなる

細胞内のミトコンドリアは、生物が活動するために必要不可欠なATPをつくる。ただし一方では、細胞を傷つける活性酸素をもつくり出すことがわかった。

ミトコンドリアはエネルギー源 しかし活性酸素の発生源にも

ミトコンドリアとは、細胞内にある小器官です。1細胞あたり100〜2,000個あるといわれ、**アデノシン三リン酸（ATP）**という物質をつくりだす働きがあります。ATPは、おもにグルコース（糖）を原料として、筋肉の収縮をはじめ生物がさまざまな活動を行うための、細胞のエネルギーの源になっているといわれています。

このATPをつくる過程で、ヒトが呼吸で得た酸素の約90％という多くの酸素が使われ、その酸素は酸化ストレスの原因にもなる活性酸素（→P162）になります。ミトコンドリアには、活性酸素の発生源という側面もあるのです。この活性酸素による酸化ストレスはミトコンドリア自体を傷つけ、さらには遺伝子や細胞も傷つけると考えられてきました。

しかし不思議なことに、細胞分裂が止まって老化細胞になる直前まで、細胞内のミトコンドリアは正常のように働いています。そのため、活性酸素と細胞老化との因果関係を明らかにするには、さら

に研究を進める必要があります。

ミトコンドリアの機能低下が さまざまな病気を引き起こす？

ミトコンドリアが関連する病気として、難病に指定されている**ミトコンドリア病**があります。細胞の核の中にあるDNAと、ミトコンドリアの中にあるDNAのいずれかに異常が起き（通常のヒトとは異なる遺伝子が特定されています）、ATPがつくり出せなくなることにより、臓器や筋肉などに障害が出る病気です。進行を遅らせる対症療法の薬はありますが、根本的な治療薬はいまだにありません。

そのほか、ミトコンドリアの機能が低下することで、パーキンソン病やアルツハイマー型認知症、サルコペニアといった加齢性疾患の原因となることがわかっています。また加齢性疾患には腸内細菌がかかわっているという説もあり、その腸内細菌とミトコンドリアの関係についても研究が進められています。これらミトコンドリア病やミトコンドリア機能低下による加齢性疾患の研究から、老化との関連性の解明が期待されています。

ミトコンドリアの働き

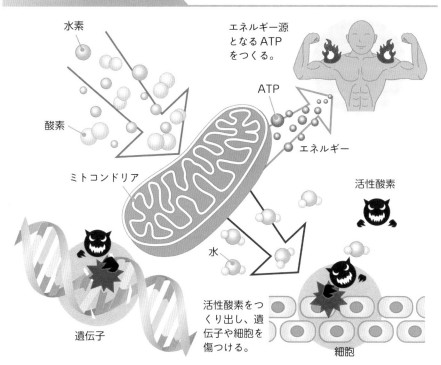

水素

酸素

ミトコンドリア

遺伝子

エネルギー源となるATPをつくる。

ATP

エネルギー

水

活性酸素

活性酸素をつくり出し、遺伝子や細胞を傷つける。

細胞

ミトコンドリア病のおもな症状

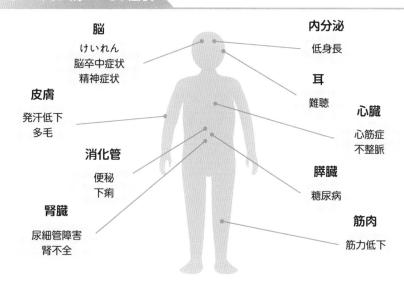

脳
けいれん
脳卒中症状
精神症状

皮膚
発汗低下
多毛

消化管
便秘
下痢

腎臓
尿細管障害
腎不全

内分泌
低身長

耳
難聴

心臓
心筋症
不整脈

膵臓
糖尿病

筋肉
筋力低下

老化細胞除去ワクチン
加齢性疾患を防ぐ「セノリシス」

GLS-1阻害薬を含むセノリシスが注目を浴びている。そのなかでも、老化細胞だけを狙いうちし、副作用の少ない老化細胞除去ワクチンに期待が集まっている。

老化細胞を除去するセノリシス
老化細胞除去ワクチンもそのひとつ

近年、**セノリシス**（senolysis）が注目されています。これは「老化細胞を除去すること」を意味し、それによって加齢性疾患を防ぐ研究が進められています。すでに紹介したGLS-1阻害薬もそのひとつです。ここでは、老化細胞除去ワクチンについて解説します。

順天堂大学の南野徹教授らの研究グループは、2021年に**老化細胞除去ワクチン**の開発に成功しました。老化細胞が蓄積すると、細胞老化分泌関連現象（SASP）による慢性炎症でさまざまな加齢性疾患が引き起こされます。そのような老化細胞を除去する方法はいままでにあまりありませんでしたが、研究グループは、次のような順序で除去するワクチンの開発を進めていきました。

まず、ヒトの老化に関係していると考えられている老化細胞の膜にあらわれる**GPNMB**というタンパク質（老化抗原）に注目し、動脈硬化があるマウスや高齢のマウスを調べたところ、GPNMBの発現が増加していることを突き止めました。次に、マウスの遺伝子を改変して、GPNMBを薬によって除去できるマウスをつくりました。そして薬でGPNMBを除去したところ、動脈硬化や肥満のあるマウスの状態が改善することがわかったのです。次に、この老化抗原GPNMBを標的にしたワクチン（抗体）をつくり、その抗体を目印にして白血球などが攻撃を加える（免疫反応）ことで、老化細胞を除去するワクチンを開発しました。

マウスによる実験では
一定の効果が見られた

ワクチンを接種したマウスは、肥満にともなって蓄積された老化細胞が除去されたり、動脈硬化の改善がみられたりして、それらにともなう慢性炎症も改善されました。また、高齢マウスのフレイル（→P194）の状態も抑制することができたのです。それだけでなく、早老症のマウスの寿命を延ばす効果もみられました。

老化細胞除去ワクチンは老化細胞だけを狙って除去するため、副作用が少ないと考えられています。今後、アルツハイマー型認知症などの加齢性疾患や、マウスから人への応用も期待されています。

セノリシスのイメージ

正常な細胞	老化細胞の蓄積	老化細胞の除去

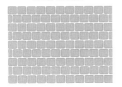
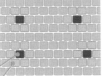
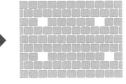

老化細胞

老化細胞の影響を
受けた正常細胞

加齢で老化細胞が増
えてSASPを引き起
こし、周辺の細胞に
も悪影響を及ぼす。
その結果、組織の機
能が低下する。

セノリシスで老化細胞
を取りのぞくことによっ
てSASPの影響がなく
なり、組織の機能が正
常に戻る。

老化細胞除去ワクチンのしくみ

GPNMB（老化抗原）

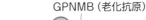

老化細胞

1 老化細胞の膜にあるGPNMB
というタンパク質が抗原になる。

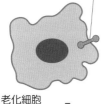

2 老化抗原を標的にするワクチン
（抗体）をつくり、接種する。

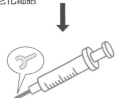

抗体

老化細胞

白血球

3 抗体を目印にして、白血球な
どが老化細胞を攻撃する。

181

エピジェネティック・クロック
老化の指針「DNAのメチル化」

物理的に遺伝子の発現を抑制するDNAのメチル化という現象がある。その現象を解析すれば、ヒトの個体老化の客観的指標＝エピジェネティック・クロックとなる。

DNAの塩基配列が変化しなくても
細胞の機能が変わることもある

細胞のもととなるタンパク質は、DNAの塩基配列に基づいて合成されています。そして、DNAのなかでタンパク質の情報をもつ部分を遺伝子と呼んでいます（→P26）。遺伝子はこの塩基の配列によって規定されるという考えが遺伝学（ジェネティックス）の基本です。

遺伝子では、DNAの転写と翻訳（→P27）という過程によってタンパク質が合成されますが、その転写が抑制されてタンパク質が合成されないことがあります。これは、DNAの塩基のひとつであるシトシン（C）についている水素がメチル基（-CH_3）に変化することで、下流の遺伝子の転写が抑制される**DNAのメチル化**という現象が起きるからです。

DNAのメチル化は、塩基配列はそのままに、細胞内の転写を抑制し、タンパク質の合成という細胞の機能を変化させます。このように、塩基配列が変化しなくても、何らかの影響で後天的に変化する細胞の機能を研究する学問が**エピジェネティックス（後成遺伝学）**です。

DNAのメチル化の変化を解析して
個体老化の進行の指標とする

近年の研究では、DNAのメチル化と個体老化には相関関係があることが明らかになってきました。そして、メチル化のパターンを複雑なアルゴリズムで解析すると、ヒトの個体老化がどれだけ進んでいるかを測る客観的指標になりえると考えられています。このような指標のことを、**エピジェネティック・クロック**といいます。

なかでも、UCLA（カリフォルニア大学ロサンゼルス校）のスティーブ・ホルバート教授が考案したエピジェネティック・クロックは、DNA配列のうちシトシン（C）とグアニン（G）が配列している領域353ヶ所のシトシンのメチル化率を指標として、年齢を予測するものです。この指標を用いて示される年齢が実年齢より高い人は、実際に老化現象が進んでいるという報告もあります。

なおDNAのメチル化以外にも、ヒストン修飾や炎症性因子などをエピジェネティック・クロックとして利用する試みも進められています。

エピジェネティックスのイメージ

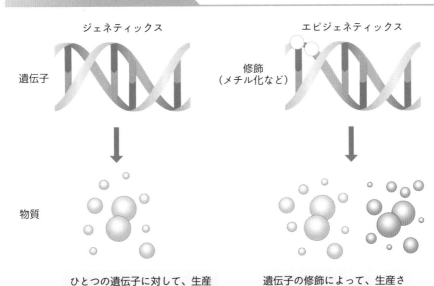

ジェネティックス

遺伝子

物質

ひとつの遺伝子に対して、生産される物質は決められている。

エピジェネティックス

修飾
（メチル化など）

遺伝子の修飾によって、生産される物質の量や質が変化する。

DNAのメチル化

DNAの塩基のひとつであるシトシン（C）の水素がメチル基（M）に変化する「メチル化」によって、下流の遺伝子の転写が抑制される。

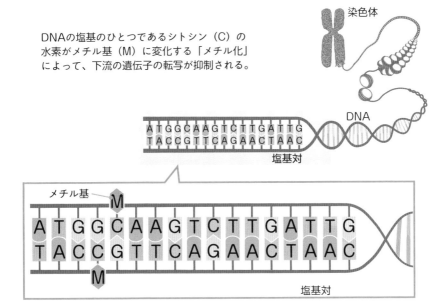

染色体

DNA

ATGGCAAGTCTTGATTG
TACCGTTCAGAACTAAC

塩基対

メチル基

M

A T G G C A A G T C T T G A T T G
T A C C G T T C A G A A C T A A C

M

塩基対

治療薬としてのGLS-1阻害薬

腎臓、肺、肝臓の老年病の
予防や治療効果が期待される

　PART6では、老化細胞を取り除く、**GLS-1阻害薬**について解説しました。マウスによる実験では筋力や臓器の機能の改善がみられ、研究・開発が進めば老化予防の特効薬になる可能性も秘めている、夢のような薬です。ここでは、マウス実験の結果をふまえ、GLS-1阻害薬が実用化されたら、どのような病気の治療に効果を発揮することが期待されているのか、もう少し詳しくみていきましょう。

　ひとつは**慢性腎臓病**（**CKD**）です。慢性腎臓病とは、腎臓の働き（GFR）が健康な人の60％未満に低下するか、あるいはタンパク尿が出るといった腎臓の異常が続く状態をいいます。加齢による腎機能の低下にともない発症するほか、高血圧、糖尿病などの既往がある場合にかかりやすくなります。また、認知症や心筋梗塞、脳卒中などの危険因子にもなるとされ、放置しておくと人工透析が必要になる恐ろしい病気です。なお健康診断の診断結果などで、「尿タンパク」や「クレアチニン値」という用語を目にしたことがあるのではないでしょうか。いずれも腎機能をはかる指標であり、この数値を基準値と比較することで、ある程度、腎機能の状態を把握することができます。

　さてマウスの実験では、糸球体の硬化が少なくなり、クレアチニン値の改善がみられたことはすでに述べた通りです。そのため、GLS-1阻害薬には、この慢性腎臓病の治療薬としての効果が期待されています。

　また、同じようにマウスの実験で認められたのは、肺、肝臓の機能改善です。肺機能の改善の観点でいえば**慢性閉塞性肺疾患**（**COPD**）、肝機能の改善でいえば脂肪肝、そして**脂肪肝**が悪化すると発症する**肝炎**や**肝硬変**の予防や治療の可能性も、GLS-1阻害薬に託されています。

　ある年齢に達した高齢者がみなGLS-1阻害薬の投薬を受け、老化現象を遅らせることができ、老年病から解放される。そんな将来に向け、現在も日々、研究が進められています。

PART7
老いを防ぐには？

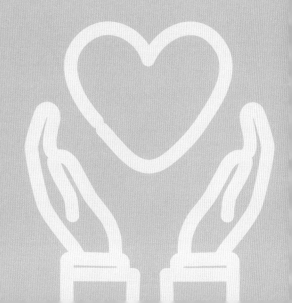

「正常老化」と「病的老化」
超高齢社会で病的老化が増加

病気を抱えた状態で高齢になる「病的老化」は、今後さらに増えることが予想される。そこで、老化を遅らせることで「正常老化」を増やす動きが出てきている。

健康な状態の「正常老化」と病気にかかった「病的老化」

加齢にともないヒトの全身の機能や器官は衰え、病気にかかりやすくなります。しかし病気にかかっていない健康な高齢者もいます。健康なまま高齢になった状態を**正常老化**といいます。一方、慢性的な病気やがんにかかった状態で高齢になることを**病的老化**といいます。

年をとれば何らかの病気になるのは自然の摂理ともいえます。そのため、高齢化が進んだ現代社会では病的老化が増加しており、その対応が急務となっているのです。そんななか、老化の研究が進むにしたがい、老化自体を「病気」と考える動きが出てきました。これまでみてきたように、老化が原因で病気にかかりやすくなったり症状が進行したりするの

サクセスフル・エイジングの3つの柱

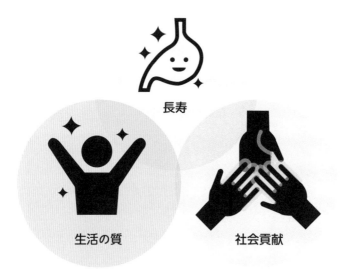

長寿

生活の質

社会貢献

で、老化を遅らせれば正常老化の状態を長く保てるという発想です。

すでに欧米では、**サクセスフル・エイジング（Successful Aging）**ということばが生まれています。いくつかの定義がありますが、たとえばその構成要素は、**①長寿、②生活の質（QOL）、③社会貢献**の3つです。この場合、長寿であることはもちろん、自立した生活を送りながら生活の質を保てるような正常老化の状態を長く維持することで、労働やボランティアといった社会貢献も行えるようにすることをゴールと位置づけています。

老化研究には、サクセスフル・エイジングの実現を目指す研究という一面もあるといえるかもしれません。

急速に老化が進行する 難病の早老症

ところで、おおむねヒトは加齢にともない同じようなスピードで老化していきますが、急速な老化を示す病気があります。それが**早老症**です。

早老症の代表的なものに、日本では難病に指定されている**ウェルナー症候群**があります。罹患すると、20代から白髪や薄毛などの毛髪の変化やしわ、潰瘍といった皮膚の変化、白内障などの症状があらわれます。特定の遺伝子の変異が原因だということが判明していますが、それがどう病的老化に関連してくるかは未解明です。なお、GLS-1阻害薬（→P170）は、早老症の治療薬としても検討されています。

早老症の症状

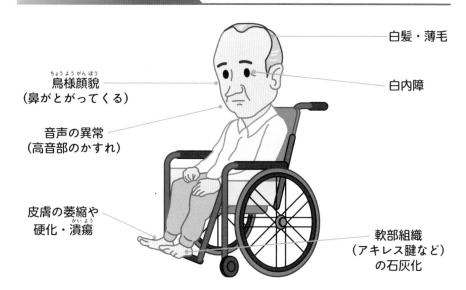

白髪・薄毛

白内障

鳥様顔貌（ちょうようがんぼう）
（鼻がとがってくる）

音声の異常
（高音部のかすれ）

皮膚の萎縮や
硬化・潰瘍（かいよう）

軟部組織
（アキレス腱など）
の石灰化

政府主導の健康寿命延伸
平均寿命との差の拡大を防ぐ

平均寿命と健康寿命の差が広がれば、長期間治療を受ける高齢者が増え、社会保障費の増加にもつながる。政府が打ち出した健康寿命延伸プランを確認しよう。

健康的に生活できる健康寿命の重要性が増している

これからの時代、正常老化の状態をできるだけ長く保つことが重要になります。それに関連して2000年、WHO（世界保健機構）が明確な指標を提唱しました。それが、心身ともに自立し健康的に生活できる期間を示す**健康寿命**です。これまでは、**平均寿命**（0歳の乳幼児が生存するだろうと考えられる平均年数）が、国をはじめとした集団の健康状態の指標として用いられてきました。超高齢社会を迎え、生活の質（QOL）を保った状態でいかに年齢を重ねていくかが着目されるようになった結果、健康寿命が新たな指標として加わったのです。

なお、平均寿命は死亡率のデータから算出されますが、健康寿命はこれに健康な人の割合という要素が加味されます。日本の場合は3年ごとの国民生活基礎調査から算出され、健康であるか否かは国民生活基礎調査での「あなたは現在、健康上の問題で日常生活に何か影響がありますか」といった質問への回答から判断しています。

平均寿命と健康寿命には男女ともに大きな差がある

高齢化にともない、平均寿命と健康寿命は右肩上がりになっています。2019年の段階で、男性の平均寿命は81歳、女性は87歳です。ただし健康寿命は男性73歳、女性75歳であり、平均寿命とは大きな開きがあります。

そこで2019年、厚生労働省は**健康寿命延伸プラン**を策定しました。2040年までに、男女ともに、健康寿命を「75歳」にするという目標を掲げ、①次世代を含めたすべての人の健やかな生活習慣形成、②疾病予防・重症化予防、③介護予防・フレイル対策、認知症予防の3つを柱に、さまざまな取り組みを行うというものです。

さらに2021年には、6つの国立医療研究センターが共同で、**健康寿命延伸のための提言**（第一次）を取りまとめました。中高年以降に限らず、乳幼児期から始めるものまでを含めた長期的なプランとして、さまざまな疾患を「横断的に」予防するための幅広い健康習慣が推奨されています。

■ 日本人の平均寿命・健康寿命

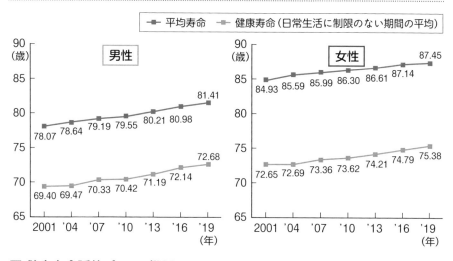

凡例: ─■─ 平均寿命　─■─ 健康寿命 (日常生活に制限のない期間の平均)

男性
- 平均寿命: 78.07 ('2001) / 78.64 ('04) / 79.19 ('07) / 79.55 ('10) / 80.21 ('13) / 80.98 ('16) / 81.41 ('19)
- 健康寿命: 69.40 ('2001) / 69.47 ('04) / 70.33 ('07) / 70.42 ('10) / 71.19 ('13) / 72.14 ('16) / 72.68 ('19)

女性
- 平均寿命: 84.93 ('2001) / 85.59 ('04) / 85.99 ('07) / 86.30 ('10) / 86.61 ('13) / 87.14 ('16) / 87.45 ('19)
- 健康寿命: 72.65 ('2001) / 72.69 ('04) / 73.36 ('07) / 73.62 ('10) / 74.21 ('13) / 74.79 ('16) / 75.38 ('19)

■ 健康寿命延伸プランの概要

①健康無関心層も含めた予防・健康づくりの推進、②地域・保険者間の格差の解消に向け、「自然に健康になれる環境づくり」や「行動変容を促す仕掛け」など「新たな手法」も活用し、以下3分野を中心に取組を推進。

→2040年までに健康寿命を男女ともに3年以上延伸し（2016年比）、75歳以上とすることを目指す。
2040年の具体的な目標（男性：75.14歳以上、女性：77.79歳以上）

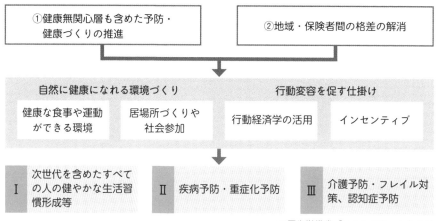

①健康無関心層も含めた予防・健康づくりの推進　②地域・保険者間の格差の解消

自然に健康になれる環境づくり　行動変容を促す仕掛け

| 健康な食事や運動ができる環境 | 居場所づくりや社会参加 | 行動経済学の活用 | インセンティブ |

Ⅰ 次世代を含めたすべての人の健やかな生活習慣形成等
Ⅱ 疾病予防・重症化予防
Ⅲ 介護予防・フレイル対策、認知症予防

※厚生労働省「e-ヘルスネット」より

PART 7 政府主導の健康寿命延伸

1. 喫煙
- たばこは吸わない。
- 他人のたばこの煙を避ける。

【国民一人一人の目標】
たばこを吸っている人は禁煙する。また、他人のたばこの煙を避ける。

2. 飲酒
- 節酒する。飲むなら節度のある飲酒を心がける。
- 飲まない人や飲めない人にお酒を強要しない。

【国民一人一人の目標】
飲む場合は、1日あたりの飲酒量は、男性でアルコール量に換算して約23g程度（日本酒なら1合程度）、女性はその半分に抑える。休肝日を作る。寝酒は避ける。飲まない人や飲めない人にお酒を強要しない。

3. 食事
年齢に応じて、多すぎない、少なすぎない、偏りすぎないバランスのよい食事を心がける。具体的には、
- 食塩の摂取は最小限*1に。
- 野菜、果物の摂取は適切に、食物繊維は多く摂取する。
- 大豆製品を多く摂取する。
- 魚を多く摂取する。
- 赤肉*2・加工肉などの多量摂取を控える。
- 甘味飲料*3は控えめに。
- 年齢に応じて脂質や乳製品、たんぱく質摂取を工夫する。
- 多様な食品の摂取を心がける。

（*1男性7.5g/日未満、女性6.5g/日未満（厚生労働省日本人の食事摂取基準））

（*2赤肉：牛・豚・羊の肉（鶏肉は含まない））

（*3砂糖や人工甘味料が添加された飲料）

【国民一人一人の目標】
年齢に応じて、多すぎない、少なすぎない、偏りすぎないバランスのよい食事を心がける。具体的には、食塩の摂取は最小限に、野菜・果物は適切に、食物繊維は多く摂取する。また、大豆製品や魚を多く摂取し、赤肉・加工肉の多量摂取を控え、甘味飲料の摂取は控える。年齢に応じて脂質や乳製品、たんぱく質摂取を工夫する。多様な食品の摂取を心がける。

4. 体格
- やせすぎない、太りすぎない。
- ライフステージに応じた適正体重を維持する。

【国民一人一人の目標】
ライフステージに応じて、体格をその時々の適正な範囲で維持する。

※厚生労働省「e-ヘルスネット」より

5. 身体活動	● 日頃から活発な身体活動を心がける。 【国民一人一人の目標】 日頃から活発な身体活動を心がけ、現状より1日10分でも多く体を動かすことから始める。具体的な身体活動量の目安は、歩行またはそれと同等以上の強度の身体活動を1日60分行い、その中に、息がはずみ汗をかく程度の運動が1週間に60分程度含まれるとなおよい。また、高齢者では、強度を問わず、身体活動を毎日40分行う。
6. 心理社会的要因	● 心理社会的ストレスを回避する。 ● 社会関係を保つ。 ● 睡眠時間を確保し睡眠の質を向上する。 【国民一人一人の目標】 心理社会的ストレスをできる限り回避する。孤独を避け、社会関係を保つ。質の良い睡眠をしっかりとる。
7. 感染症	● 肝炎ウイルスやピロリ菌の感染検査を受ける。 ● インフルエンザ、肺炎球菌、帯状疱疹を予防する。 【国民一人一人の目標】 肝炎ウイルスやピロリ菌の感染検査を受け、感染している場合には適切な医療を受ける。高齢者では、インフルエンザ、肺炎球菌のワクチン接種を受ける。
8. 健診・検診の受診と口腔ケア	● 定期的に健診を・適切に検診を受診する。 ● 口腔内を健康に保つ。 【国民一人一人の目標】 定期的に健診を受ける。科学的根拠に基づいたがん検診を、厚生労働省の指針*4で示された方法で受ける。口腔内を健康に保つ。 （*4がん予防重点健康教育及びがん検診実施のための指針）
9. 成育歴・育児歴	● 出産後初期はなるべく母乳を与える。 ● 妊娠糖尿病、妊娠高血圧症候群、巨大児出産の経験のある人は将来の疾病に注意する。 ● 早産や低出生体重で生まれた人は将来の疾病に注意する。 【国民一人一人の目標】 出産後初期はなるべく母乳を与える。妊娠中に妊娠糖尿病や妊娠高血圧症候群にかかった人や巨大児出産の経験のある人、早産や低出生体重で生まれた人は将来の疾病に注意する。
10. 健康の社会的決定要因	● 社会経済的状況、地域の社会的・物理的環境、幼少期の成育環境に目を向ける。 【公衆衛生目標】 個人の不健康の根本原因となっている社会的決定要因にも目を向け、社会として解決に取り組む。

「適度」な生活習慣の維持
生活習慣の常識を見直す

肥満を解消しようとするあまり、極端な食事制限や運動に走りがちな人も多いはず。どんな対策も「過度」は逆効果で、老化を促進してしまうことがある。

カロリー制限や運動
いずれも「過度」は禁物

食事や運動といった生活習慣が乱れると加齢性疾患にかかりやすくなり、その結果、正常老化が妨げられることは間違いありません。ということは、正しい食生活や適度な運動を心がければ、正常老化に近づくことができるわけです。ところが、一般的に正しいと思われていた生活習慣のなかには、じつは老化を早めるものもあるという研究結果もあり、注意が必要です。ここでは、その代表的な例を紹介しましょう。

肥満は生活習慣病のリスク因子のひとつです。そのため、厳格に食事制限をしたくなると思いますが、適度なカロリー制限が老化に効果的である一方、過度なカロリー制限は逆に老化を早めるといわれています（→P196）。

肥満の改善には運動も効果的だと思われていますが、過度の有酸素運動は老化を早めるといわれています。なぜなら過度に行うと、体内に活性酸素が大量に発生するからです。活性酸素による酸化ストレスが細胞老化にかかわっていること

は、P162で解説した通りです。

また筋トレのような無酸素運動の場合、それ自体で活性酸素を生み出すことはないと考えられています。しかし筋肉が増えることにより酸素消費量が増えるため、過度に行うと結果的に活性酸素を多く生み出すこととなり、老化を早める原因になりえます。

WHOが提唱する
身体活動に関する世界行動計画

とはいえ、世界各国の国民を対象にした調査によると、身体活動（運動）自体は健康状態の維持に役立つことが明らかになっています。それを受けてWHOは、2018年に「**身体活動に関する世界行動計画（GAPPA）**」を提唱しました。ここでは、適度な身体活動を奨励していることはもちろん、自動車ではなく自転車や歩行で移動できる環境を整備するなど、社会システムを改善して人々の身体活動を増やすことを目指しています。また、二酸化炭素の排出量が減り、環境負担が軽減するというメリットもあり、持続可能な開発目標（SDGs）達成という観点からも注目されています。

戦略目標	概要	アクションプランの例
①アクティブな社会を創造	定期的な身体活動は、あらゆる年齢・能力に応じて、多様な効果があります。このことへの知識と理解を深め、真価を認め、社会全体にパラダイムシフトを起こします。	ACTION 1.2. 身体活動、特により多くのウォーキング・サイクリング・その他の移動手段（車椅子、スクーターおよびスケートを含む）の使用によってもたらされる、社会的、経済的、環境的なコベネフィットについての認識と理解を高めるために、全国規模または地域密着型のキャンペーンを実施します。それにより持続可能な開発のための2030アジェンダの達成に大きく貢献します。
②アクティブな環境を創造	あらゆる年齢の人々が、個々の能力に応じ、まちやコミュニティで、定期的な身体活動を行うために、安全な場所や空間へ平等にアクセスできる権利の保有を促進し、それらの環境を創造・維持します。	ACTION 2.1. 必要に応じてあらゆる行政レベルで、コンパクトで混合土地利用の原則を優先する都市交通計画の政策の統合を強化するため、都市やその周辺部、農村部において、ウォーキング・サイクリング・その他の移動手段（車いす、スクーター、スケートを含む）、公共交通機関の利用を可能にし促進するような、密接に関連した地域づくりを実現します。
③アクティブな人々を育む	あらゆる年齢・能力の人々が、定期的な身体活動に取り組むことを支援するため、個人、家族、コミュニティなど、どのような方法でも参加できるよう、様々な状況でプログラムへアクセスできる機会を創出・促進します。	ACTION 3.4. 地域社会、保健、福祉、長期介護環境、生活支援施設、家庭環境などの特に重要な環境下において、ヘルシー・エイジングをサポートするため、高齢者の身体活動増加および座位行動の減少を目的とし、能力に応じて適切に調整されたプログラムやサービスの提供および機会を強化します。
④アクティブなシステムを創造	リソースをうまく活用し、不活動の解消を実現していくためには、分野をまたいだリーダーシップ、ガバナンス、多様な分野間のパートナーシップ、従事者の能力強化、分野間のアドボカシーや、情報システムを構築・強化し、身体活動の増加や座位行動の減少に向けて国際間、国内、地域で協調した活動を行います。	ACTION 4.5. 国や地方の持続的な活動の実施や身体活動の増加・座位行動の減少を目的とした政策の開発と実施を支援する、実行可能なシステムを開発する環境を確保するための資金調達メカニズムを強化します。

■数値目標：身体活動不足の割合を2025年までに相対的に10％、2030年までに15％減らす。

フレイルの予防
改善可能なうちに対処を

後戻りが難しい「要介護」になる手前の状態がフレイル。自己診断のツールで早めにチェックできるので、フレイルの悪循環を断ち切る対策をしよう。

フレイルには
3つの種類がある

フレイルは虚弱を意味する英語フレイルティ（frailty）からきていることばです。健康な状態と、要介護状態の中間の段階を意味します。国内では2014年から提唱されはじめた概念で、近年の高齢化にともない、フレイルの状態をいかに避けるかが課題となっています。

フレイルには①身体的フレイル、②精神・心理的フレイル、③社会的フレイル、の3つの側面があるといわれています。

①身体的フレイル

海外での研究をもとに、**身体的フレイル**には体重減少、筋力低下、疲労感、歩行速度、身体活動の5つの目安が設けられています（改定日本版CHS基準）。基準に満たないものが3つあればフレイル、1〜2つでその前段階（プレ・フレイル）と判断します。

②精神・心理的フレイル

精神・心理的フレイルはおもに認知機能の低下（認知症ではない）と、それにともなう抑うつ状態が挙げられます。フレイル全般に対し、厚生労働省が作成した25項目に渡る基本チェックリストを参照すれば、身体的フレイルに加え、精神・社会的フレイルを計ることができます。

③社会的フレイル

社会的フレイルは、加齢にともなって独居などで社会と隔絶されて孤独な生活を送ったり、就労などの社会参加の機会が失われたり、経済的に困窮したりすることを指します。

3つのフレイルは
相互に関連する

身体的、精神・心理的、社会的の各フレイルは、それぞれが独立した問題ではありません。むしろ、お互いが影響し合って状態が悪化し、要介護状態に陥る危険性が高まります。

身体的フレイルには医療が、精神・心理的フレイルと社会的フレイルには福祉・介護の関係者や家族や友人などによる早期介入が、悪化を防ぐカギになります。

また、バランスのよい食事で栄養を保つこと、身体活動や運動をして健康を保つこと、趣味・ボランティア・就労などで社会参加することが、フレイルの防止策として推奨されています。

■ 関連し合うフレイル

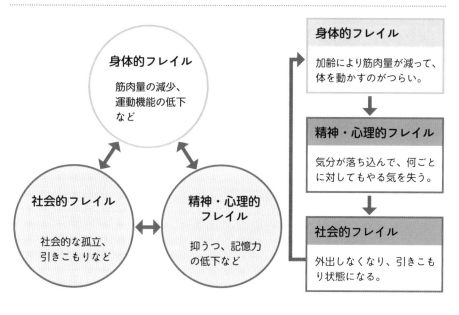

身体的フレイル

筋肉量の減少、運動機能の低下など

社会的フレイル

社会的な孤立、引きこもりなど

精神・心理的フレイル

抑うつ、記憶力の低下など

身体的フレイル

加齢により筋肉量が減って、体を動かすのがつらい。

精神・心理的フレイル

気分が落ち込んで、何ごとに対してもやる気を失う。

社会的フレイル

外出しなくなり、引きこもり状態になる。

■ フレイルの進行

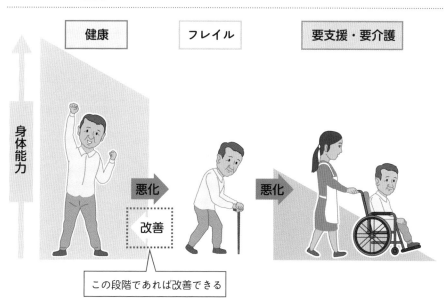

健康　　フレイル　　要支援・要介護

身体能力

悪化　　悪化

改善

この段階であれば改善できる

食習慣の改善①
調理の工夫や会食で低栄養を防ぐ

味覚が衰えたり歯が減ったり、ひとりで食事をしたりすると、十分に栄養が摂れなくなる。調理方法や食材選びを工夫し、食事の姿勢や環境を見直すことが肝心。

老化が引き起こす低栄養には
食事方法や環境の工夫を

老化により食事量は減少します。これは、基礎代謝が低下すること、とくに加齢により日中の活動が減ることによってエネルギーの消費量自体が減り、エネルギーをそれほど必要としなくなることがおもな原因です（→P32）。

また、味覚の衰えや歯の減少などが原因となり、食べ物を味わって噛む能力が衰えます。さらに、飲み込む能力が低下することで、嚥下障害を起こす危険性についても解説しました（→P132）。

このような理由でエネルギーや栄養が不足した状態になることを**低栄養**といいます。低栄養はさらなる運動量の低下を招き、筋肉量の低下や骨折のリスクなどを高めます。また、健康を維持するうえ

誤嚥しやすい食事の例

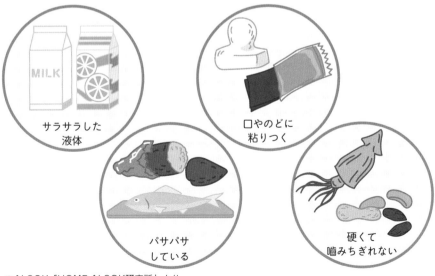

MILK

サラサラした
液体

口やのどに
粘りつく

パサパサ
している

硬くて
噛みちぎれない

※ALSOK「HOME ALSOK研究所」より

で必要なタンパク質やビタミンなども減少する結果となってしまいます。

それでは、どのような対策をすれば、低栄養を避けることができるのでしょうか。噛む力や飲み込む力の低下に対しては、誤嚥しやすい食材を避けたり、調理方法を工夫することで、ある程度対処することができます。たとえば、一口で噛めるように食材を切ったり、よく加熱して柔らかくしたりします。

また環境面で誤嚥防止をサポートすることもできます。たとえば、テーブルと椅子の位置や高さを改善すれば食事をとる正しい姿勢を維持することができ、誤嚥のリスクを低下させることにつながります。

ひとりで食事する孤食は低栄養のリスク要因になりうる

現在、独り暮らしをする高齢者が増えています。研究によると、ひとりで食事をとる**孤食**も、低栄養を招き、健康状態を阻害するリスク要因となるといわれています。

たとえば、独居による意欲の低下から、調理習慣が失われ、そもそも食事をとらない、また栄養バランスを考えた食事ができないといったことが考えられます。

孤食を防ぐには、たとえ毎日ではなくても、別居して暮らす家族や近隣に住む友人との"共食"がもっとも効果的ですが、高齢者向けのレストランを設けるといった福祉行政の取り組みも、今後ますます必要になっていくといえます。

誤嚥防止の食事姿勢

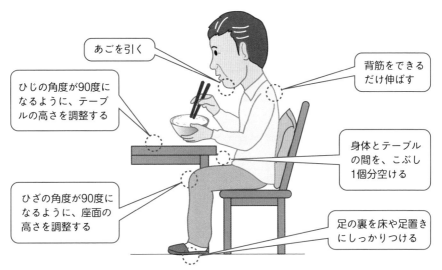

あごを引く

背筋をできるだけ伸ばす

ひじの角度が90度になるように、テーブルの高さを調整する

身体とテーブルの間を、こぶし1個分空ける

ひざの角度が90度になるように、座面の高さを調整する

足の裏を床や足置きにしっかりつける

※御笠川デンタルクリニック「誤嚥性肺炎予防のための食事姿勢」より

食習慣の改善②
「日本人の食事摂取基準」を知る

高齢者は、ヒトの身体にとって不可欠な五大栄養素のうち、とくに重要なタンパク質が不足しがち。必要な量は、「日本人の食事摂取基準」で確認ができる。

**高齢者に足りない栄養素は
タンパク質、ビタミン、ミネラル**

タンパク質、脂質、炭水化物（糖質）は、ヒトの身体の**三大栄養素**として知られています。これらは身体活動をするためのエネルギーを生み出すうえで、必要不可欠な栄養素です。また、ビタミン、ミネラルを加えて、**五大栄養素**とも呼ぶこともあります。

タンパク質は水分をのぞいた身体内の大部分を占めており、ヒトの身体にとってとりわけ重要な働きをしています（→P38）。タンパク質は肉や魚に多く含まれますが、とくに肉を食べるときには噛む力や飲み込む力が必要になります。そのため、それらの力が弱った高齢者から敬遠されがちで、その結果、タンパク質が不足しやすくなります。

五大栄養素

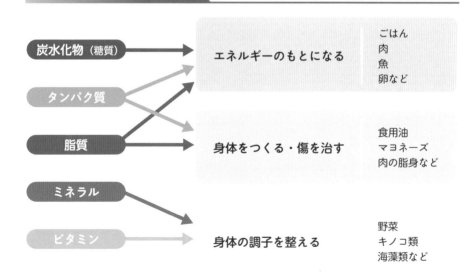

炭水化物（糖質）	→	エネルギーのもとになる	ごはん 肉 魚 卵など
タンパク質		身体をつくる・傷を治す	食用油 マヨネーズ 肉の脂身など
脂質			
ミネラル		身体の調子を整える	野菜 キノコ類 海藻類など
ビタミン			

また、食事量の低下などによって栄養がかたより、ビタミンやミネラルが欠乏することも、さらなる老化のリスク因子になります。とくに**ビタミンD**や**カルシウム**には骨をつくる働きがあるため、欠乏すると骨が弱くなり、骨折などのリスクが高まります。

老化と食生活の関連性は
まだ解明されていない

厚生労働省は、**日本人の食事摂取基準**を提示しています。2020年版によると、自立した生活を送ることができる健康な高齢者の推定エネルギー必要量は、65〜74歳の男性で2,400キロカロリー、女性で1,850キロカロリー、75歳以上の男性で2,100キロカロリー、女性で1,650キロカロリーとされています。また、各種の栄養素についても、必要量や推奨量が示されています。しかしあくまでこれらは指標であり、絶対的なものであるかについては議論があります。

老化と食生活に関連性についての科学的な実証は、適度なカロリー制限や必要不可欠な栄養素の摂取がある程度老化を抑制することや、肥満ががんや加齢性疾患のリスク要因のひとつであることぐらいに限られ、まだまだ少ないといわざるを得ません。

しかし食事によって得られるエネルギーが身体活動の源であることは間違いありません。適度な運動や人とのつながりを保つための社会参加と同様、健康を維持するうえでの大切な要素のひとつでもあるといえるでしょう。

高齢者の食事摂取基準

65〜74歳の推定エネルギー必要量

	男性			女性		
身体活動レベル	Ⅰ	Ⅱ	Ⅲ	Ⅰ	Ⅱ	Ⅲ
エネルギー（kcal/日）	2,050	2,400	2,750	1,550	1,850	2,100

75歳以上の推定エネルギー必要量

	男性			女性		
身体活動レベル	Ⅰ	Ⅱ	Ⅲ	Ⅰ	Ⅱ	Ⅲ
エネルギー（kcal/日）	1,800	2,100	−	1,400	1,650	−

レベルⅢは移動や立位の多い仕事の従事者や運動習慣のある者、レベルⅡは自立している者、レベルⅠは自宅にいてほとんど外出しない者に相当する。レベルⅠは高齢者施設で自立に近い状態で過ごしている者にも適用できる。

※厚生労働省「日本人の食事摂取基準（2020年版）」より

運動不足の改善
ロコトレとコグニサイズ

ロコモティブシンドロームの予防を目的に開発された「ロコトレ」と、身体能力の維持と認知症の予防を目的とした「コグニサイズ」の一例を紹介する。

身体能力の維持だけでなくロコモや認知症の予防にも

適度な運動は、身体的および精神・心理的フレイル（→P194）を予防し、身体の老化の進行を遅らせるために有効な手段のひとつです。ここでは、2つのエクササイズを紹介します。

■ロコトレ

日本整形外科学会は、**ロコモティブシンドローム**（→P123）を予防するため、ロコモーショントレーニング、略して**ロコトレ**を推奨しています。

ロコトレの基本は「片脚立ち」と「スクワット」で、どこでも簡単にできることが特徴です。さらに、腰や膝に痛みがある人に対して有効な、「腰痛体操」「膝痛体操」も紹介されています。

右図のような運動を、毎日30分を目安に行います。なお、この運動は犬の散歩と同等の3メッツ（Mets、座って静かにしている状態を1として、さまざまな運動や身体活動の強度を数値で示すもの）に相当し、ロコモティブシンドロームの予防には10メッツ／時・週の身体活動が効果的とされています。

■コグニサイズ

国立長寿医療研究センターでは、身体能力の維持とともに、認知症の予防も目標にした**コグニサイズ**を開発しています。身体的不活動はアルツハイマー型認知症の危険因子であるという調査結果もあり、運動も認知症予防の要因のひとつと考えられています。

コグニサイズ（cognicise）は、英語のcognission（認知）とexercise（運動）を合わせて名づけられたもので、頭を使いながら身体活動を行うことが特徴です。たとえば「足踏みをしながら数を数える」「ウォーキングをしながら引き算を行う」「ステップ台を昇降しながらしりとりを行う」といったことが、プログラムに取り入れられています。

頭と身体の両方を使いながら運動することで脳の活動を活発にし、認知症発症を遅らせる効果が見込まれています。

そのほかにもさまざまな運動や、日常生活において、身体活動を取り入れる方法があります。過去の運動習慣やライフスタイルなどに合わせて無理のない範囲で行いましょう。

■ 片脚立ち

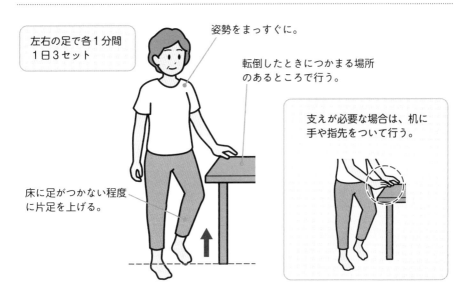

左右の足で各1分間
1日3セット

姿勢をまっすぐに。

転倒したときにつかまる場所
のあるところで行う。

支えが必要な場合は、机に
手や指先をついて行う。

床に足がつかない程度
に片足を上げる。

■ スクワット

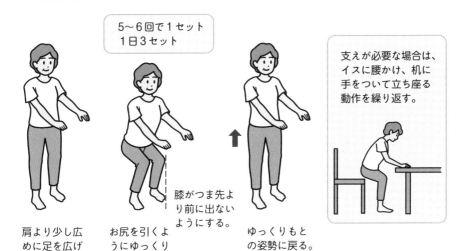

5～6回で1セット
1日3セット

支えが必要な場合は、
イスに腰かけ、机に
手をついて立ち座る
動作を繰り返す。

膝がつま先よ
り前に出ない
ようにする。

肩より少し広
めに足を広げ
て立つ。

お尻を引くよ
うにゆっくり
と体を沈める。

ゆっくりもと
の姿勢に戻る。

※日本整形外科学会「ロコモティブシンドローム予防啓発公式サイト ロコモオンライン」より

PART 7
運動不足の改善

3メッツの身体活動

犬の散歩を1時間

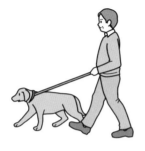

３メッツ×１時間＝３メッツ／時

毎日１時間、犬の散歩を
する（平地を67m/分の
速さで歩いた場合）。

30分のんびり泳ぐ

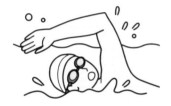

６メッツ×0.5時間＝３メッツ／時

週１回、プールで30分
のんびり泳ぐ。

3メッツの生活活動の例

電動アシスト付き自転車に乗る、
子どもの世話（立位）など。

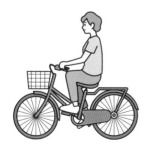

3メッツの運動の例

ボウリング、バレーボール、
社交ダンス(ワルツ、サンバ、
タンゴ)、ピラティス、太極拳
など。

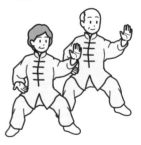

※厚生労働省「厚生労働省. 健康づくりのための身体活動基準2013」より

3メッツ以上の生活活動

メッツ	例
3.0	普通歩行（平地、67m/分、犬を連れて）、電動アシスト付き自転車に乗る、子どもの世話（立位）など
3.5	歩行（平地、75〜85m/分、ほどほどの速さ、楽に自転車に乗る（8.9km/時）、階段を下りる、庭の草むしり、子どもと遊ぶ（歩く/走る、中強度）など
4.0	自転車に乗る（≒16km/時未満、通勤）、階段を上る（ゆっくり）、高齢者や障がい者の介護（身支度、風呂、ベッドの乗り降り）など
4.3	やや速歩（平地、やや速めに＝93m/分）、農作業(家畜に餌を与える)など
4.5	耕作、家の修繕
5.0	かなり速歩（平地、速く＝107m/分）、動物と遊ぶ（歩く/走る、活発に）
6.0	スコップで雪かきをする
8.0	運搬（重い荷物）
8.3	荷物を上の階へ運ぶ

3メッツ以上の運動

メッツ	例
3.0	ボウリング、バレーボール、社交ダンス（ワルツなど）、ピラティス、太極拳など
3.5	自体重を使った軽い筋力トレーニング（軽・中等度）、体操（家で、軽・中等度）、ゴルフ（手引きカートを使って）など
4.0	卓球、パワーヨガ、ラジオ体操第1
4.3	やや速歩（平地、やや速めに＝93m/分）、ゴルフ（クラブを担いで運ぶ）など
4.5	テニス（ダブルス）、水中歩行（中等度）、ラジオ体操第2 など
5.0	かなり速歩（平地、速く＝107m/分）、野球、ソフトボールなど
6.0	ゆっくりとしたジョギング、ウェイトトレーニング（高強度、パワーリフティング、ボディビル）水泳（のんびり泳ぐ）など
8.0	サイクリング（約20km/時）
8.3	ランニング（134m/分）、水泳（クロール、ふつうの速さ、46m/分未満）など

運動不足の改善

コグニステップ（右横・左横にステップ）

START

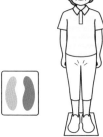

両足を揃えて
背筋を伸ばして
立つ

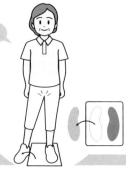

右足を
上げて

1

左足から離れた
位置に下ろす

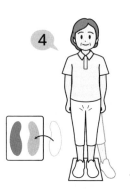

4

左足を元の
位置に戻す

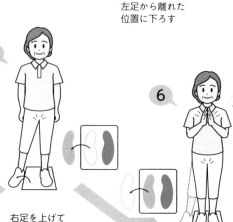

5

右足を上げて
左足から離れた
位置に下ろす

6

パン

右足を元の
位置に戻すと
同時に手をたたく

1 ～ 4 のステップを繰り返し
ながら、3の倍数で手をたたく

コグニサイズには、他にもコグニダンス、コグニウォーキング、コグニバイクなどがあるが、ここでは場所をとらずに行えるコグニステップを紹介する。

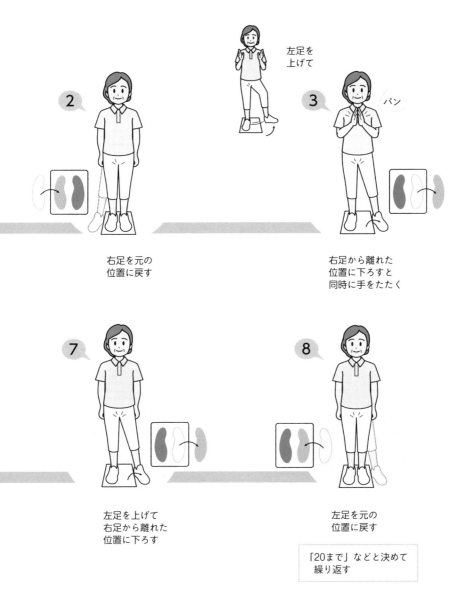

左足を
上げて

② 右足を元の
位置に戻す

③ パン
右足から離れた
位置に下ろすと
同時に手をたたく

⑦ 左足を上げて
右足から離れた
位置に下ろす

⑧ 左足を元の
位置に戻す

「20まで」などと決めて
繰り返す

※国立長寿医療研究センター「コグニサイズ 認知症予防へ向けた運動」より

社会参加の促進
交流が生きがいにつながる

共通の趣味をきっかけに地域のコミュニティに参加すると、生きがいを感じるという調査結果がある。さらに、高齢者のデジタル機器での交流も増えてきた。

社会参加活動がうみだす
高齢者の生きがい

社会的フレイル（→P194）を予防するために、高齢者の社会参加が重要とされています。ここではまず、内閣府の『高齢社会白書』を通して、近年、高齢者がどのような形で社会にかかわっているのかを見ていきます。

令和5年版『高齢社会白書』によると、高齢化にともない、2022年時点では、10年前に比べて仕事に就いている74歳以下の高齢者は増加傾向にあります。さらに令和4年度版の同白書の調査によると、収入を得る社会参加活動に生きがいを感じる人が多いことがわかります。

また、同じく令和4年度の同白書の調査で、健康・スポーツに関する集まりを通した社会活動への参加が、もっとも高い比率を占めています。次いで、「(スポーツ以外の) 趣味」「地域行事」「(地域の) 生活環境改善」「生産・就業」の順となっています。

これらの結果から、社会参加活動が生きがいをうみ、社会的フレイルの予防につながることは十分に考えられます。

すべての高齢者が仕事をもち、収入を得られるとは限りません。そのような場合は、スポーツやそれ以外の趣味、祭り、イベント、環境美化といった地域社会への貢献、シルバー人材センターを通した生産活動など、何らかのコミュニティに積極的に加わるようにしましょう。

コロナ禍をきっかけに増えた
デジタルによるコミュニケーション

さらに最近は、社会参加活動の新しいかたちも注目されています。じつは高齢者の間でも、パソコンやスマートフォンなどのデジタルツールを用いたコミュニケーションが活発になっているのです。とくに2020年からのコロナ禍を経て、直接人と会うよりもデジタルツールを通じてコミュニケーションをとる傾向が増えたことがわかりました。

このように、社会参加活動のしかたはさまざまで、個人の意欲次第では、高齢者の社会参加の機会は広がっているともいえます。今後さらに高齢者の社会参加を促すために、地域社会の情報公開のしかたの見直し、行政による就労や社会参加への支援が望まれます。

■ 過去1年間の社会活動への参加

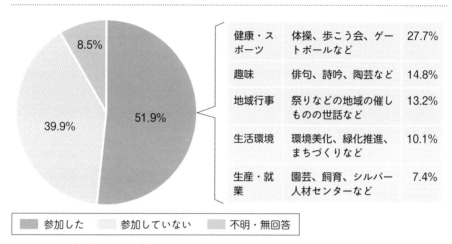

健康・スポーツ	体操、歩こう会、ゲートボールなど	27.7%
趣味	俳句、詩吟、陶芸など	14.8%
地域行事	祭りなどの地域の催しものの世話など	13.2%
生活環境	環境美化、緑化推進、まちづくりなど	10.1%
生産・就業	園芸、飼育、シルバー人材センターなど	7.4%

65歳以上（2,049人）に過去1年間に社会活動に参加したかどうかを質問。
参加した人の活動内容（複数回答）の上位5位は上の通り。

※内閣府「令和4年版 高齢社会白書」より

■ 情報機器利用内容別の「生きがいを感じる程度」

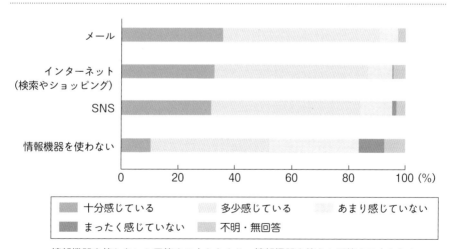

情報機器を使わないと回答する人たちより、情報機器を使うと回答する人たちの
ほうが、生きがいを感じられる傾向にあることがわかる。

※内閣府「令和4年版 高齢社会白書」より

センテナリアンに学ぶ
100歳以上を対象にした研究

日本には百寿者を対象にした研究が進められている。健康長寿の秘訣は、食事だけでなく、好奇心や幸福感といった精神面にもあることがわかってきている。

1世紀を生きたセンテナリアンが日本では増えている

100歳を超えて長生きした人のことを、1世紀（センチュリー）生きた人という意味から、**センテナリアン**と呼びます。日本では百寿者といわれています。高齢化の影響もあって、日本ではセンテナリアンの数が右肩上がりに増加しており、2023年には男性10,550人、女性81,589人（女性は全体の約89％）、計92,139人（前年比＋1,613人）となっています。

双子を対象にした研究によると、遺伝が寿命に影響する割合は、わずか20～30％程度という説もあり、センテナリアンになるには、その人をとりまく環境の影響も大きいのではないか、という説もあります。

センテナリアンの推移

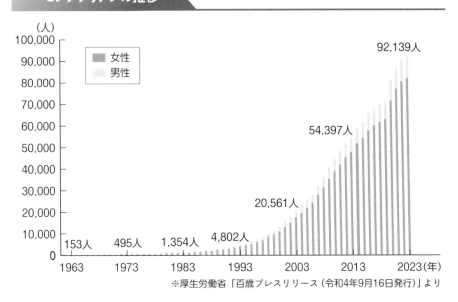

（人）

女性
男性

92,139人
54,397人
20,561人
4,802人
1,354人
495人
153人

1963　1973　1983　1993　2003　2013　2023（年）

※厚生労働省「百歳プレスリリース（令和4年9月16日発行）」より

センテナリアンの生活習慣から
老化と長寿を研究する

慶應義塾大学医学部百寿総合研究センターでは、2002年から全国のセンテナリアンを対象に研究を行っています。百寿者であっても病気と無縁ではなく、対象者には高血圧や骨折、白内障なども病歴がありました。また認知症の症状がなく、要介護でも寝たきりでもない機能の高い対象者は20%弱にとどまります。

一方センテナリアンには医学的に、糖尿病になりにくい、動脈硬化が起こりにくいなどの特徴があることがわかりました。また、栄養状態のよいグループと、そうでないグループに分けて調べたところ、栄養状態がよいグループほど、炎症反応も少ないということがわかりまし

た。健康長寿に食事が大きく影響していることがわかったのです。

さらに、慶應義塾大学の研究では、健康なセンテナリアンはフレイルを防ぐような適度な身体活動を行っていることはもちろん、「外向性」「開放性」「誠実性」が高い、つまり社交的かつ好奇心が旺盛で、意志が強く頑固でもあるといった、性格面での特徴を備えていることもわかりました。

なおセンテナリアンのなかでも110歳に達した**スーパーセンテナリアン**は、自立した生活期間（＝健康寿命）が長く、かつ認知症も少ないというデータもあります。センテナリアンは老化研究において、世界中から注目される存在となっています。

百寿者の医学的特徴

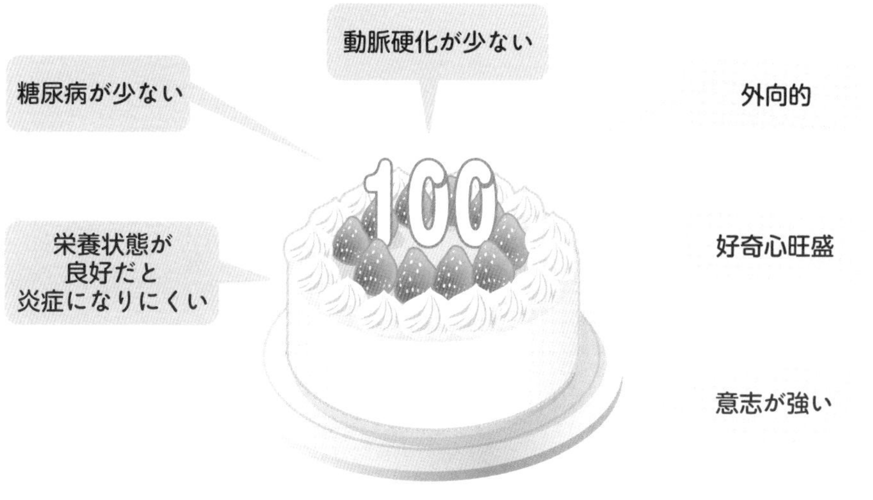

動脈硬化が少ない

糖尿病が少ない

外向的

栄養状態が
良好だと
炎症になりにくい

100

好奇心旺盛

意志が強い

※広瀬信義「百寿者から超百寿者研究へ－ヒト長寿科学のご紹介・研究－」より

フレイルの診断基準

自己診断をして
自分の老化度を知る

　フレイルの評価として、アメリカの老年医学者リンダ・フリード博士らが提唱した評価基準が、国際的によく用いられています。その基準にもとづき、国立長寿医療研究センターが日本人高齢者に合った指標に修正し、改定日本版CHS基準（改定J-CHS基準）として発表しています。握力計さえ用意すれば、医師の診察を受けなくても、手軽に老化度の目安を知ることができます。

項目	評価基準
体重減少	6ヶ月で、2kg以上の（意図しない）体重減少 →基本チェックリストNo.11
筋力低下	握力：男性＜28kg、女性＜18kg
疲労感	（ここ2週間）わけもなく疲れたような感じがする →基本チェックリストNo.25
歩行速度	通常歩行速度＜1.0m／秒
身体活動	1. 軽い運動・体操をしていますか？ 2. 定期的な運動・スポーツをしていますか？ 上記の2つのいずれも「週に1回もしていない」と回答

※「改定日本版CHS基準（改定J-CHS基準）」より

5つの評価基準のうち、3項目以上に該当するものを「フレイル」、1項目または2項目に該当するものを「プレフレイル」、いずれも該当しないものを「健常」と診断します。

また、フレイルとなる高齢者を早期に発見して支援を行う介護支援事業の生活機能評価のために、フレイルの身体的、精神的、社会的側面を含む項目をチェックできる基本チェックリストが使用されています。介護支援事業ではありますが、自己診断ツールとしても使うことができます。

No.	質問項目	回答 (いずれかに○をつける)		
1	バスや電車で1人で外出していますか	0. はい	1. いいえ	
2	日用品の買い物をしていますか	0. はい	1. いいえ	
3	預貯金の出し入れをしていますか	0. はい	1. いいえ	
4	友人の家を訪ねていますか	0. はい	1. いいえ	
5	家族や友人の相談にのっていますか	0. はい	1. いいえ	
6	階段を手すりや壁を伝わらずに昇っていますか	0. はい	1. いいえ	運動
7	椅子に座った状態から何もつかまらずに立ち上がっていますか	0. はい	1. いいえ	
8	15分くらい続けて歩いていますか	0. はい	1. いいえ	
9	この1年間に転んだことがありますか	1. はい	0. いいえ	
10	転倒に対する不安は大きいですか	1. はい	0. いいえ	
11	6ヶ月間で2～3kg以上の体重減少がありましたか	1. はい	0. いいえ	栄養
12	BMIは18.5未満ですか	1. はい	0. いいえ	
13	半年前に比べて固いものが食べにくくなりましたか	1. はい	0. いいえ	口腔
14	お茶や汁物などでむせることがありますか	1. はい	0. いいえ	
15	口の渇きが気になりますか	1. はい	0. いいえ	
16	週に1回以上は外出していますか	0. はい	1. いいえ	閉じこもり
17	昨年と比べて外出の回数が減っていますか	1. はい	0. いいえ	
18	周りの人から「いつも同じことを聞く」などの物忘れがあるといわれますか	1. はい	0. いいえ	認知症
19	自分で電話番号を調べて、電話をかけることをしていますか	0. はい	1. いいえ	
20	今日が何月何日かわからないときがありますか	1. はい	0. いいえ	
21	(ここ2週間) 毎日の生活に充実感がない	1. はい	0. いいえ	うつ
22	(ここ2週間) これまで楽しんでやれていたことが楽しめなくなった	1. はい	0. いいえ	
23	(ここ2週間) 以前は楽にできていかことが、いまではおっくうに感じられる	1. はい	0. いいえ	
24	(ここ2週間) 自分が役に立つ人間だと思えない	1. はい	0. いいえ	
25	(ここ2週間) わけもなく疲れたような感じがする	1. はい	0. いいえ	

(注) BMI＝体重(kg)÷身長(m)÷身長(m)

基本チェックリストでは、以下の1から4までのいずれかに該当する場合に、介護支援事業の対象の候補となります。
・1～20までの項目のうち、10項目以上が「1」
・6～10までの5項目のうち、3項目以上が「1」
・11および12の2項目すべてが「1」
・13～15までの3項目のうち、2項目以上が「1」

※厚生労働省「介護予防のための生活機能評価に関するマニュアル（改訂版）」より

日本の百寿者研究の実情

日本全国の百寿者を調査
わかってきた健康長寿の秘訣

　2014年に設立された百寿総合研究センターは、科学的根拠に基づく健康長寿の秘訣に迫る研究を推進する研究機関です。国内外の研究機関や自治体、企業と共同研究を活発に行い、"誰もが健康で長生きを喜べる社会"を支える科学的知識基盤の確立に貢献することを目標にしています。

　百寿総合研究センターでは人数の多い百寿者を対象とし、研究を行いました。研究では、日本全国に住む長寿者を実際に訪れてさまざまな検査をし、サンプルを持ち帰って分析し、健康長寿に結びつく特徴を割り出しています。その結果、百寿者にはP209で紹介した特徴の他に、

① **認知機能の老化が遅い**

② **重要臓器（心臓・肝臓・腎臓）の老化が遅い**

③ **フレイルの発症が遅い**

という特徴もあることがわかってきました。これは、慢性炎症が抑えられていることが大きな原因だと考えられています。

　さらに、百寿総合研究センターでは、100歳以上の百寿者だけでなく、"健康長寿のスーパーモデル"ともいえる、110歳以上のスーパーセンテナリアンに着目して研究を進めています。しかし、2020年国勢調査によると、百寿者の79,523人に比べ、スーパーセンテナリアンはわずか141人しかいないため、研究には困難があります。

　百寿総合研究センターでは、2022年3月時点で、約800名の百寿者・スーパーセンテナリアンに協力してもらうことができました。しかし、より多くの百寿者・スーパーセンテナリアンに協力してもらうことができれば、それだけ健康長寿の秘訣により近づくことができるといえます。そのため、百寿総合研究センターでは、研究に協力いただける百寿者・スーパーセンテナリアンをつねに募集しています。興味のある方は、ウェブサイト（https://www.keio-centenarian.com/）を覗いてみてください。

おわりに

老化の研究は新しい局面に
「シングルセル解析」に注目が集まっている

　長い間、「当たり前のこと」「避けられないこと」と考えられてきた「老化」は、20世紀のなかば以降になってようやく、医学的な研究の対象となりました。そこからの進歩はめざましく、さまざまな老化現象は、私たちの身体をかたちづくる細胞の老化が重要な原因のひとつであることがわかってきました。そして、細胞老化には遺伝子の異常が関係していることも明らかになっています。その結果、遺伝子を改変すると老化が抑えられ、寿命を伸ばすことができるという研究結果も発表されています。これらの研究は、線虫やショウジョウバエ、マウスなどの実験動物を用いて行われています。なぜなら、このような遺伝子改変をヒトの細胞で試すことは倫理上、許されていないからです。そのため、ほかの動物で成果をあげた老化抑制が、実際にヒトにも当てはめることができるのかは、まだわかっていないのです。

　そこで近年は、**シングルセル解析**という手法が注目されています。シングルセル解析とは、一細胞レベルで遺伝子発現やゲノムDNAの状態を解析する技術のことです。たとえば亡くなったばかりのアルツハイマー型認知症の患者さんから抽出したサンプルを細胞ごとに解析するといった研究が行われ、認知症と遺伝子やDNAの関連性が発表されています。このように、実験動物でわかってきたことが、シングルセル解析を使うことによって、人間の細胞でも検証できるようになってきているのです。

1人ひとりの生物的老化を測る
バイオマーカーが発見されている

　ところで、私たちはみな同じように、1年ごとに年齢を1つ重ねていきます。これを「暦年齢」といいます。しかし、暦年齢が同じすべての人が、同じ程度に老化するわけではありません。心身ともに元気な70歳もいれば、日常生活に介護が必要な70歳もいます。暦年齢と実際の老化の度合い（**生物的老化**）との差は、人それぞれ異なるのです。これが、「加齢は平等、老化には個人差がある」ゆえんです。ということは、老化現象に正しく対処するためには、生物的老化を見極める必要があることになります。

　シングルセル解析をはじめとした細胞レベルの老化現象の研究が進むにした

がって、1人ひとりの生物的老化を測る指標（バイオマーカー）がたくさん見つかっています。本書のPART6で紹介したDNAのメチル化もそのひとつです。今後はこのようなバイオマーカーをもとに、個人の体質に合った医学的な介入法が開発されるようになってくることが期待されます。

フレイルの評価で老化度を測る
自覚が老化予防の第一歩

　一方、医療の専門家の手を借りなくても、老化度をある程度「見える化」する方法があります。それは、「**フレイルの評価**」です。フレイルの評価方法にはいくつかありますが、参照しやすいものとして、アメリカの老年医学者リンダ・フリード博士らが提唱した評価基準にもとづき国立長寿医療研究センターが発表した改定日本版CHS基準（改定J-CHS基準）（→P210）があります。フレイルは健康な状態と要介護状態の中間に位置し、身体的機能や認知機能の低下が見られる状態のことです。2014年に日本老年医学会が提唱して以来、次第に広まってきています。体重減少、握力や歩行速度の低下、身体活動の減少、疲労感を基準に照らし合わせたり、25の質問項目にチェックを入れたりすることで、自分がフレイルの状態にあるのか健常なのかを自己診断することができます。その診断結果を参考にしながら自分の老化度を自覚して健康な身体づくりに励むことが、老化予防の第一歩だといえるでしょう。老化は、意識によって変えられるのです。

テクノロジーの後押しを受け
総力戦で老化に立ち向かう

　私たち個人が老化度を自覚して生活習慣を改め、病気になるたびに適切な治療を受けていても、どうしても身体の機能は低下してしまいます。この事実だけは、残念ながら当分の間は変えることができないと思います。そこで大切になるのは、**介護予防**という観点です。介護予防とは、「要介護状態の発生をできる限り防ぐ（遅らせる）こと、そして要介護状態にあってもその悪化をできる限り防ぐこと、さらには軽減を目指すこと」（厚生労働省）をいいます。

　「要介護状態の発生をできる限り防ぐ（遅らせる）こと」には、フレイルの自己診断をもとにした生活習慣の改善が役立ちます。一方、「要介護の悪化をできる限り防ぐこと、さらには軽減を目指すこと」には、**介護保険制度**が欠か

せません。しかし、日本は超高齢社会を迎え、従来の制度は限界を迎えているともいわれています。また、待遇面での改善が進まず、介護士が不足している状況も相変わらず続いています。介護保険制度の持続可能性を確保するためには、何が必要になってくるのでしょうか。カギを握るのが、2つのテクノロジーです。

1つ目のテクノロジーは、**介護保険のビッグデータの解析**です。これは、介護保険制度がある日本だからこそできる試みといえます。介護保険のビッグデータには、要介護・要支援認定を受けている人の身体の状況や認知機能のほか、介護保険の利用状況が含まれています。そのため、データを解析することで、介護保険料が実際に必要な人に効率的に使われているかを検証することができます。つまり、科学的裏付け（エビデンス）にもとづいて財源の無駄をできるだけなくし、介護保険の効率化を図るのです。実際に現在、厚生労働省の主導で、ビッグデータを活用しやすい環境づくりが進められています。

ただし、ビッグデータを正しく解析するには、優秀なデータサイエンティストが必要です。日本では欧米に比べて、この分野でのデータサイエンティストの養成が遅れていることは否めません。今後、アカデミアと産業界が連携した、国を挙げての取り組みが必要になるでしょう。

2つ目のテクノロジーは、**介護ロボットの開発**です。介護ロボットには、要介護者の歩行を支援する移動支援、介護士が要介護者をベッドなどに移動させる移乗支援、排泄支援、要介護者の見守りサービスなどがあります。とくに老化とともに顕著になりやすい歩行機能の低下をカバーする移動支援する歩行アシストカードなどが普及すれば、高齢者のQOL（生活の質）を保つのに大きく貢献するのではないかと思います。

本書『老化の科学』では、医学の専門家の立場から、老化を科学的に解説することをこころみてきました。しかし、科学的な力だけで、老化に立ち向かうことはできません。老化は、細胞、そして個人のレベルから、最終的には社会のレベルになってきています。読者のみなさん、総力戦で健康長寿を手に入れましょう。老化を研究する研究者や医師は、これからも、全面的にバックアップしていきたいと思います。

新井康通

さくいん

ま

●監修

中西 真（なかにし・まこと）
東京大学医科学研究所癌防御シグナル分野教授。医学博士。
1985年、名古屋市立大学医学部医学科卒業、89年、同大学院医学研究科博士課程
修了。同医学研究科基礎医科学講座細胞生物学分野教授などを経て現職。おもな
研究テーマは、老化細胞と個体の老化制御、加齢にともなうがん発症の解明。

新井康通（あらい・やすみち）
慶應義塾大学看護医療学部／医学部百寿総合研究センター教授。医学博士。
1991年、慶應義塾大学医学部卒業。専門は老年医学。百寿者や110歳以上のスー
パーセンテナリアンの疫学調査やバイオマーカー検査などを通じて、健康長寿の
メカニズムを明らかにする研究に取り組んでいる。

●おもな参考文献
『老化は治療できる！』中西真 宝島社／『老化研究をはじめる前に読む本―450本の必読
論文のエッセンス』高杉征樹 羊土社／『眠れなくなるほど面白い 図解 老化の話』長岡
功総監修 日本文芸社／『老化は予防できる、治療できる―テロメアをムダ使いしない生
き方』根来秀行 ワニ・プラス／『ぜんぶわかる 高齢者のからだと病気』秋下雅弘監修
成美堂出版）／『LIFESPAN（ライフスパン）―老いなき世界』デビッド・A・シンク
レア他 東洋経済新報社／『百寿者の健康の秘密がわかった 人生100年の習慣』NHKス
ペシャル取材班 講談社／『細胞とはなんだろう―「生命が宿る最小単位」のからくり』
武村政春 講談社／『新しいゲノムの教科書―DNAから探る最新・生命科学入門』中井謙
太 講談社／『生命を守るしくみ オートファジー―老化、寿命、病気を左右する精巧な
メカニズム』吉森保 講談社／『免疫と「病」の科学―万病のもと「慢性炎症」とは何か』
宮坂昌之・定岡恵 講談社／『「がん」はなぜできるのか―そのメカニズムからゲノム医
療まで』国立がん研究センター研究所編 講談社／『名医が答える！ 帯状疱疹 治療大全』
本田まりこ 講談社／『別冊NHKきょうの健康 40代からシニアまで 睡眠の悩み―治療は
必要？ 薬はどうする？』三島和夫監修 NHK出版／『Newton別冊 老いの取扱説明書―
人生100年時代を生き抜くための、老化の最新知識』ニュートンプレス／『Newton別冊
睡眠の教科書 増補第2版―眠りの科学で、最高のパフォーマンスを手に入れる』ニュー
トンプレス

● 本文デザイン　　　　レンデデザイン（小澤都子）
● 本文図版・DTP　　　株式会社さくら工芸社
● 本文イラスト　　　　中川耕一、比嘉良樹、北嶋京輔
● 編集協力　　　　　　株式会社サティスフィールド
　　　　　　　　　　　小南哲司
　　　　　　　　　　　牛玖恵梨子（株式会社物語社）
● 編集担当　　　　　　柳沢裕子（ナツメ出版企画株式会社）

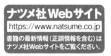

ナツメ社Webサイト
https://www.natsume.co.jp
書籍の最新情報（正誤情報を含む）は
ナツメ社Webサイトをご覧ください。

本書に関するお問い合わせは、書名・発行日・該当ページを明記の上、下記のいずれかの
方法にてお送りください。電話でのお問い合わせはお受けしておりません。
・ナツメ社webサイトのお問い合せフォーム
　https://www.natsume.co.jp/contact
・FAX（03-3291-1305）
・郵送（下記、ナツメ出版企画株式会社宛て）
なお、回答までに日にちをいただく場合があります。正誤のお問い合わせ以外の書籍内容
に関する解説・個別の相談は、一切行っておりません。あらかじめご了承ください。

今と未来がわかる 老化の科学

2024年2月5日　初版発行

監修者　　中西 真　　　　　　　　　　　　　Nakanishi Makoto, 2024
　　　　　新井康通　　　　　　　　　　　　　Arai Yasumichi, 2024

発行者　　田村正隆

発行所　　株式会社ナツメ社
　　　　　東京都千代田区神田神保町1-52　ナツメ社ビル1F（〒101-0051）
　　　　　電話　03(3291)1257（代表）　FAX　03(3291)5761
　　　　　振替　00130-1-58661
制　作　　ナツメ出版企画株式会社
　　　　　東京都千代田区神田神保町1-52　ナツメ社ビル3F（〒101-0051）
　　　　　電話　03(3295)3921（代表）
印刷所　　広研印刷株式会社

ISBN978-4-8163-7484-5　　　　　　　　　　　　　　Printed in Japan